成人過動症的眞相

日本依戀障礙權威
爲你揭開過動症的眞實面紗

岡田尊司　劉淳 譯

人往往很難察覺自己身處的環境不正常，即便出現徵兆，也會視若無睹。然而一旦超過極限，到達臨界點或沸點，明顯的異狀便會一一浮現。

我在臨床診療中對ADHD（注意力不足／過動症）的診斷與藥物開立感到不尋常，是從二〇一六年開始。當時連續好幾名患者因為「被醫師診斷為過動症，但按照醫囑服藥也不見好轉」而前來向我尋求第二意見。以下是其中一個案例。

讀不下書的女學生

二十一歲的N小姐主訴注意力渙散，經常出錯或忘東忘西。在其他醫療機構被診斷為過動症，已服藥約半年。雖然剛開始有效，但最近覺得藥物似乎沒什麼幫助，目前已經很少服藥。

Ｎ小姐從小就很難保持安靜，總是一有想法就馬上行動，但另一方面，她不太會主動開口跟朋友說話或是邀朋友一起玩。家中雙親十分嚴格，母親尤其囉唆。她的在校成績不錯，但從小到大對沒興趣的話題都是充耳不聞。儘管她想考研究所，但開始準備入學考試後，總覺得注意力無法集中。就醫後，醫師只憑問診便診斷她患有過動症，並開立處方藥給她服用。

過動症的特徵是過動、衝動及注意力缺失，目前被認為是一種先天大腦發育問題所引發的神經發展障礙。

由於屬於發育問題，因此會在成長過程中逐漸改善，但有些案例長大成人後仍有部分症狀，也就是大眾所知的「成人過動症」。目前，小時候未被發現、長大後才被診斷為過動症的患者正急速增加。

以Ｎ小姐的案例來說，可能是因為她自述很難保持安靜、一有想法就會馬上行動、對沒興趣的話題充耳不聞，又無法集中注意力準備研究所入學考試，看診的醫師才會懷疑她患有過動症。

然而，許多原因都會引發過動與注意力不集中。此外相信許多人都知道，本人的記憶不見得百分之百準確，得藉由客觀的證據來確認其陳述有多少符合事實。

於是我請N小姐回老家時順便把小時候的聯絡簿帶來。翻閱她的聯絡簿，可以看出她兒時很會照顧同儕，對讀書與學校的活動都十分熱中，也是很稱職的班長。從聯絡簿中看不出她有容易出錯、忘東忘西、毛毛躁躁或注意力不集中的情況。

N小姐本人的感受與紀錄中所呈現的事實有所差距，在目前被診斷為「成人過動症」的案例中，女性患者便經常出現這種落差。她們非但沒有問題，從紀錄中甚至可以看出小時候都是認真努力的好孩子，學校老師也多有正向評語，但在患者本人的記憶裡，自己卻是一個從小就漫不經心、經常遭遇挫折的小孩。追溯過去的紀錄，會發現這些患者至少都是在升上國中之後開始有明顯的注意力缺失，有些人更是在成年之後才出現症狀。

為了診察N小姐的注意力與處理能力下降的程度，我對她進行了專業的檢查。

首先是發展檢查中最基本的項目「魏氏成人智力測驗第三版（WAIS－Ⅲ）」。這項測驗不僅可以測出整體智力，還能看出智力結構中四個領域（語文理解、知覺組織、工作記憶、處理速度）的得分差異。這四個領域中，在目前公認與過動症極度相關的處理速度（正確且快速完成較單純且重複的課題）及工作記憶（記住聽到的詞語或數字並完成操作）項目，N小姐的得分都高於平均值（一〇〇），且處理速度得分將近一二〇，比一般人更為優秀，與注意力相關的題目得分也全部高於平均值。除此之外，我還請N小姐進行了三項關於注意力的專業檢查，除了斯特魯普測驗（譯註：Stroop Test，測試注意力的選擇式考題）成績稍差，其他兩項檢查結果都在平均值以上，前額葉的功能檢查結果也十分良好。

以N小姐的測驗結果來說，若要將她這種程度的「注意力缺失」診斷為過動症，那麼恐怕有半數以上的一般人都算是過動症了。說得更坦白些，有八成的一般人處理能力還比N小姐來得差。

找出不協調感背後的真相

N小姐的主訴症狀與她實際的檢查結果出現了極大的落差。

那麼，她本人陳述的「注意力不集中」、「經常發呆，腦中一片茫然」和「讀不下書」，都只是年輕人的無病呻吟嗎？我並不這麼認為。N小姐主動就醫，甚至願意服用具有副作用風險的藥物，代表她確實感到困擾，這是不容置疑的。

身為臨床醫師，對於一位主訴無法集中精神讀書的女性，我們有義務盡可能正確地理解她究竟發生了什麼事。

人類的心靈既複雜又精細，當一位醫師忽略這項特質，誤以為只針對注意力缺失這項症狀就能釐清問題，代表他放棄了心理專家的基本原則。

N小姐的症狀是否有其他的可能性可以解釋？憂鬱症、躁鬱症等情緒疾病同樣會造成注意力缺失，焦慮症也會因為緊張而導致注意力不集中或急躁不安。身為女性，還可能因為經前症候群（PMS）造成注意力下降或心不在焉。

N小姐確實無精打采的，好不容易考上了研究所卻不想去上課，對學業也興趣缺缺。但是她的睡眠與食欲並沒有問題，就診時面帶微笑，且處理事務的能力並未下降，因此可以判斷她即使真的有憂鬱傾向也只是輕度，但若憂鬱症狀持續下去，的確可能造成注意力低落。

除此之外，N小姐表示她確實有經前症候群，月經來潮前容易心浮氣躁，但粗心大意的問題在其他時間也會發生。

我查看了N小姐與臨床心理師的談話紀錄，想找出是否有其他相關因素，其中，成長的紀錄吸引了我的注意。由這條線索追溯N小姐的成長過程，個中問題便呼之欲出。

N小姐的父母感情不睦，在她九歲時便離婚，之後她離開從小住慣的都市，與母親、妹妹三人搬回母親娘家所在的鄉下。

N小姐原本並不討厭父親，但自從她上小學之後，父母便時常激烈爭吵，她對此非常反感。因此，當雙親離婚、父親離開後，雖然有些寂寞，但她同時也有鬆了一口氣的感覺。

母親在離婚後開始工作，在貧窮的鄉下，母女三人過著節衣縮食的生活，但當時N小姐的心境卻十分平和。

升上國中二年級時，N小姐的母親再婚了，對象是一位在當地經營建設公司、同樣離過婚的男人。

母親說服了N小姐與妹妹，告訴她們「只靠媽媽一個人工作賺錢，無法讓妳們讀到大學畢業，所以只能這麼做了」。這位先生每次到N小姐家，都會帶來高級的點心或禮物。得到這些禮物，N小姐其實並不開心，比起上大學，她更希望母女三人能像從前一樣過日子。但看到母親辛苦工作的模樣，她實在無法說出真正的心聲。

N小姐不得不接受母親再婚的事實，但對青春期的她來說，與那位成為繼父的中年男人一起生活十分痛苦。母親對繼父唯唯諾諾、畢恭畢敬，N小姐對繼父態度冷淡時，她也會面帶責難。

剛開始表現得很慈祥的繼父，三個月後便露出真面目，一有不順心的事便大聲咆哮，甚至對N小姐的母親暴力相向，即便如此，母親仍舊忍氣吞聲。想到這一切都是為了自己和妹妹，便讓N小姐更加難過，她從此不愛回家，也曾離家出走，只是一想到母親會傷心，就又不得不回到那個家。N小姐上高中後之所以努力讀書，就是為了考上大學後盡早搬離家。

後來N小姐的努力有了回報，如願以償在兒時居住過的城市考上了大學。雖然自由了，同時卻懷抱著只有自己一個人逃離地獄的罪惡感。

她盡量不去想這件事，但每次回到家都很痛苦。當她告訴母親想考研究所時，母親非常支持她的決定，鼓勵她「照自己的想法前進」，但只要想到母親必須向繼父低聲下氣才能拿到這筆學費，她就感到萬分沉重。

仔細追溯N小姐的處境後，我發現她在讀大學與研究所時就懷抱著罪惡感與各種複雜的情緒，這並不是簡單一句「妳得了過動症，要吃藥」便能解決的問題。

那麼，N小姐究竟出了什麼狀況？本書在探討診斷為過動症背後所隱藏的真正問題時，也會逐步解開N小姐所遇到的困境背後的真相。

「吃了藥也沒好」

身為臨床醫師，當類似N小姐這樣的患者急速增加時，我感受到了無法言喻的不協調感。

患者之所以前來接受診療，是因為對藥物有所期待，而我也想回應他們的期待。然而，我愈來愈懷疑將患者診斷為過動症、開立過動症處方用藥，真的能解決問題嗎？服用這些藥物，除了一個月要花費數萬日圓的醫療費（包括健康保險與地方政府負擔的部分），還必須承擔各種副作用的風險，有些患者服藥後症狀反而會惡化。即便如此，若這種治療確實有其必要、能夠解決問題，或許還值得冒著風險服藥，但事實並非如此。

實際上，在患者紛紛前來尋求診斷與處方藥之際，出現了另一個愈來愈明顯的趨勢——患者開始向我反映自己「被診斷為過動症，已經服藥卻沒有好轉」。

為了找出這股不協調感的真相，我決定徹底調查與過動症有關的一切。除了本身具備的專業知識外，我多方閱讀文獻，重新學習，這一研究竟花費了將近三年的時間，但我相信這一切並非白費工夫。

以過動症為主的各種發展障礙目前廣受關注，求診的患者也在各醫療機關大排長龍，可說形成了一股熱潮。為何這股熱潮不僅在日本，也同時在許多國家發生？我們此刻所面對的狀況究竟有何意義？當醫療現場也陷入混亂時，還能夠適當地進行診斷與治療嗎？我們該如何才能保護自己，也保護肩負國家未來的年輕人？

在日積月累的研究中逐漸浮現的答案，或許並不符合某些利益，但我認為自己有義務將真相原原本本告知大眾。

在此先說明，本書的主旨並非否定發展障礙的概念或藥物療法，而是對目前為症狀所苦的人們提供寬廣的視野與正確的資訊，幫助他們了解自己身上發生的事、釐清需要哪些幫助，並做出最好的選擇。身為一位每天都與悲痛地自陳症狀的患者面對面的醫師，這是我真真切切的心願。

此外，本書在考察親子關係的章節是以母親為主。許多研究都指出，母親與子女在生物學上有特殊的連結，但本書並未有輕忽父子關係或為其脫罪的意圖。

最後，本書介紹的臨床案例因顧及個人隱私，已將實際情況加以編修，與特定案例無關。

目次

在先天性因素較強的發展障礙中，自閉症被認為幾乎百分之百來自遺傳的先天性疾病，然而，英國與羅馬尼亞發表了一份長時間追蹤孤兒與養子的研究，對自閉症的認知造成極大的衝擊。這份報告指出，長時間沒有特定養育者照顧的兒童，即使沒有遺傳因素，也會發生與自閉症極為相似的「疑似自閉症」。這份追蹤調查在持續追蹤這些孤兒與養子後，發現他們也發生了過動症與疑似過動症。

不論是過動症還是疑似過動症，環境因素對發病與惡化的影響都不容忽視。即使具有風險基因，但只要成長環境良好，有些人就不會發病或惡化；相對地，有些案例即便沒有遺傳基因，仍因成長環境引發符合過動症診斷基準的症狀。本章將根據最新的研究結果，解析遺傳與環境共同構築的過動症發病機制。

成人過動症的眞相

日本依戀障礙權威
爲你揭開過動症的眞實面紗

1 寬鬆的診斷基準

不斷增加的「發展障礙」

不論哪個年齡層，被診斷為發展障礙的案例都在急速增加，這已經成為全世界的趨勢。

發展障礙是一種統稱，其中包括了各式各樣的症狀，除了本書主要說明的過動症之外，還有自閉症類群障礙（ASD）、智能障礙、學習障礙（LD）等等。過動症的特徵為過動、衝動、注意力不集中；自閉症類群障礙則為社會性與相互溝通障礙、過度反應及過度執著；智能障礙是全面性的智力偏低，學習障礙則是只有一部分學習能力較弱。此外，還有些發展障礙僅有運動能力、語言或會話能力偏弱。

如前所述，這些皆屬於腦部發展障礙，其中不少都是合併發生兩種以上的障

表 1-1

（神經）發展障礙

- 注意力缺失／過動症（ADHD）
- 自閉症類群障礙（ASD）
- 學習障礙（LD）
- 智能障礙
- 發展性協調障礙
- 語言障礙、溝通障礙

圖 1-1

過動症與學習障礙的診斷率變化（美國）
〔3～17 歲〕

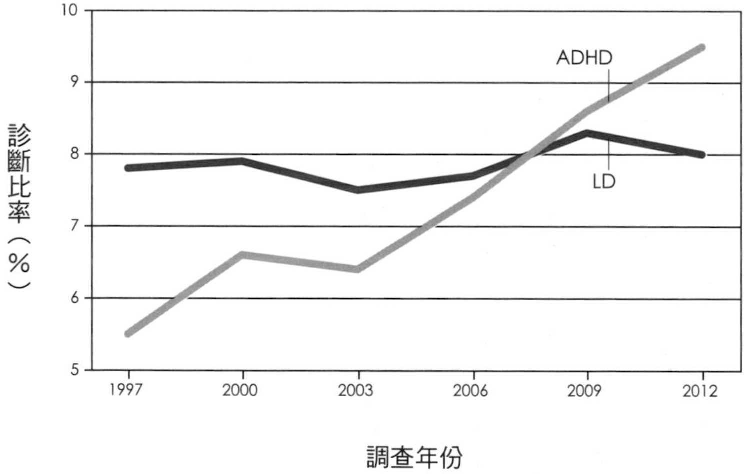

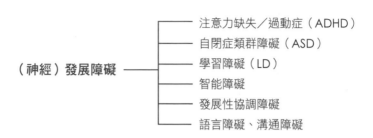

礙。其中遺傳因素較強烈，以過動症來說，有七至八成被認為源自遺傳，而母親在孕期喝酒、抽菸或生產時有突發狀況也會造成影響。

在發展障礙中，近來增加最多的是過動症與自閉症類群障礙，其中又以過動症案例的增加最為顯著。

首先來看看增加的比例。其實日本很少有針對發展障礙的全國性調查，因此很難正確掌握盛行率（患有該障礙的人數比例）的變化。

而查詢美國定期進行的全國健康面談調查（ＮＨＩＳ），發現三歲到十七歲兒少患有過動症的比率，在一九九七年為百分之五．五，到了二〇一二年則達百分之九．五[1]，亦即將近一成的兒少被診斷為過動症。其中又以十二歲至十七歲的青少年增加比率為高，十五年內幾乎升高到兩倍之多[2]。換算成年增加比率，等於每年都以數個百分比的比例持續增加，但學習障礙等疾病的盛行率卻幾乎沒有變化。

1 Bloom et al., "Summary health statistics for U. S. children: National Health Interview Survey, 2012." Vital Health Stat 10. 2013 Dec; (258): 1-81.

2 根據同一份調查顯示，隨著年齡增長，被診斷為過動症的比例也會升高，十二歲至十七歲便上升至百分之十二．二。一九九七年時，這個年齡層的過動症盛行率為百分之六．八，二〇一二年則達到將近兩倍之多。

長大成人後仍無法停藥

在一九九〇年代中期之前，過動症一直被認為是主要出現在孩童身上的障礙。儘管部分患者在長大後仍有症狀，但多半會在成長過程中逐漸改善（過動症狀較易改善，注意力不集中的症狀則較容易持續）。

二戰前，醫界就知道促進多巴胺等神經傳導物質運作的中樞神經興奮劑可有效改善孩童的過動與注意力不集中，自一九六〇年代開始，藥效較平穩、副作用與依賴性較小的派醋甲酯（藥名：利他能）成為主流用藥，且多用於十二歲以下的兒童，成年前便應停藥。

用藥僅限於兒童主要有兩個理由：其一，大腦未完全發育前藥效較高，再者，若在患者進入青年期後仍持續給予中樞神經興奮劑，可能造成藥物依賴或濫用。

全世界最早施行過動症藥物療法的美國，在一九九〇年代後，開立派醋甲酯藥劑的數量急速增加，光在一九九四年這一年間，便開立了超過兩億顆派醋甲酯處方藥，佔全世界使用量的八成以上，服用處方藥的兒童人數則超過兩百萬人，成年後仍無法停藥的人數也大幅增加。許多案例在停藥後症狀便惡化，出現注意力不集中、焦躁不安、憂鬱或有氣無力等症狀。

但當時能被診斷為過動症的只有兒童，成人後就不能再使用中樞神經興奮劑，因此這些案例多以憂鬱等症狀為依據，持續開立藥物。在臨床醫師之間，也有愈來愈多意見認為成年人也應進行過動症的診斷。

在臨床醫界要求下，過動症的診斷基準修正了。按照一九九四年刊行的美國精神醫學學會的新版診斷基準《精神疾病診斷準則手冊（DSM－IV）》，只要患者在滿七歲前有過動症狀，且當前的狀況符合診斷基準，即便已成年也一樣能診斷為患有過動症。

放寬診斷基準與擴大藥物療法範圍是一體兩面。開立藥物的對象年齡大幅放寬後，派醋甲酯的處方量便持續增加，光在一九九〇年代便達到六倍以上。

當時，針對成人的憂鬱症也會開立派醋甲酯，用於緩解情緒與振奮精神，但藥物依賴與濫用的問題卻逐漸引發關注，最終造成了社會問題。為了解決這項問題，藥廠開發了派醋甲酯的緩釋劑型（藥效較和緩的製劑），美國於二〇〇〇年核可此一藥劑，日本則在二〇〇七年底開始販賣，藥名為專思達。專思達改善了過動症用藥的安全性，同時有效預防產生依賴性，上市後，過動症藥物的使用量便急速增加。

緩釋劑型原本只用於未滿十八歲的過動症患者，但兒童終究會長大成人，在日本，滿十八歲後依然無法停用專思達的案例並不少見。

在此之前，臨床醫師原本就面臨著無法持續開立藥物的困境，在聽取這些意見後，日本於二〇一一年也針對未滿十八歲前便開始使用處方藥的患者，核准醫師在其滿十八歲後繼續開立藥劑。

急速增加的「成人過動症」

隨著社會大眾愈來愈關注發展障礙，醫界也開始思考，是否有不少發展障礙的案例在兒童時期未被注意，直到成年後才首次發現。與過動症相較，自閉症類群障礙的診斷其實更困難、更不易發現，但由於過動症與注意力缺失這種易察覺的症狀有關，因此才引起大眾的注意，也讓自閉症連帶被認定為應積極治療的發展障礙。

然而，有不少個案在開始治療成人過動症後，才發現缺少診斷所需的七歲前的紀錄與記憶，無法明確證實七歲前確實有症狀。其中，得不到家人協助的案例更容易發生這種情況。此外，也有許多人在滿七歲前並無異常，之後才出現症狀，甚至愈來愈嚴重。

因此，美國精神醫學學會於二〇一三年公布的新版診斷基準《精神疾病診斷準則手冊（DSM－5）》，規定只要確認十二歲之前開始出現症狀，就可以診斷為過動症。將上限放寬到十二歲，個案便能清楚記得當時的狀況，即可憑本人的陳述診斷為過動症。與此同時，「成人過動症」的概念逐漸普及於一般大眾之間，許多為「不擅長整理」、「常犯粗心失誤」、「注意力不集中」所苦的人，便被診斷為過動症患者，開始服用處方藥。

而日本也被這股風潮影響，在二〇一三年開放對十八歲後被診斷為成人過動症的患者開立專思達。

日本的精神醫學學會比美國更加慎重，但當時則選擇跟隨美國的腳步開放使用處方藥，剛開始還有人提出質疑，然而一旦成了既定事實，也就逐漸變得理所當然。之後，關於過動症藥物療法的論文也大多抱持著樂觀的看法，到了這一步，可說藥物已經成為了治療過動症的第一選擇。

當時，一般人也開始認識過動症這種疾病，導致自行前往精神科或身心科要求診斷或開立藥物的成人急劇增加，連帶使得開立處方藥給成人的情形更為普遍，取得處方藥的患者年齡也隨之上升。

六十多歲的過動症患者

六十四歲的U先生就診時，主訴老是想起難過的事，做什麼都無法集中精神，十分痛苦，而且總是有氣無力並感到疲倦。他表示自己苦於慢性憂鬱，在之前就診的醫療機構被診斷同時患有過動症、雙極性情感疾患（躁鬱症）及焦慮症。

除了抗憂鬱藥物SSRI（選擇性血清素回收抑制劑），醫師同時開立了過動症用藥專思達給U先生服用，但他感覺不到專思達的藥效，在服用約八個月後便自行停藥。

U先生自述以前記憶力極佳，小學時雖然上課都在發呆，但學業表現還是不錯，國中以後認真聽課，成績更是名列前茅。他的個性我行我素，幾乎沒有朋友，儘管會和主動接近的同儕來往，但總是不經意說出得罪人的話，因此沒有一段友誼能持續。一想起這些事，他便覺得自己實在很丟臉，因而陷入低潮。

大學畢業後，U先生進入電視台工作，這個業界比起常識更重視工作成果，對他而言，這樣的環境反而得心應手。他擔任導播一職，漸漸嶄露頭角，頗受青睞，唯我獨尊的氣質也被視為天才與領導者的象徵。

另一方面，U先生自三十多歲起憂鬱的症狀便日漸嚴重，甚至有尋短的念頭，令他十分恐懼。雖然有許多名流好友，過著看似奢華的生活，但他在內心深處總是懷抱著自我厭惡與自卑感，沒有半個可以真心信任的朋友。

U先生也從來不曾依靠過父母。母親滿口大道理，U先生從未認為她是自己的母親，光是聽到她的聲音便會感到煩躁，見到面更會覺得不舒服，他因此很少回老家。

U先生一直以來都活得非常痛苦，卻又不想依賴別人，也不想就醫。到了五十歲後，他甚至無法出門，才終於接受診療，開始服用抗憂鬱藥物。雖然症狀稍微減輕，但距離完全恢復仍十分遙遠，慢性疲勞與有氣無力的情形並未改善，也依然被過去的痛苦記憶束縛。

六十歲退休後，他的生活仍是委靡不振。某一天，他在電視上看到介紹發展障礙的節目，開始認為自己從小感覺到的不協調和與人相處帶來的痛苦可能都是由此而來，於是在網路上搜尋專業診所，預約掛號。

經過簡單的問診與檢查後，醫師判斷U先生有發展障礙，開立了SSRI與專思達讓他服用，在持續就診的過程中，又另外開立了幾種藥物給他。

就診後，U先生的憂鬱症狀稍有好轉，但卻只是曇花一現，接著便出現了更加痛苦的憂鬱症狀。被不愉快的記憶折磨，無法集中精神做任何事，這樣的狀況絲毫沒有改善。

U先生就是在這樣的狀態下來到我的診所。

聽了他的陳述，我對於六十多歲的人竟然會被開立過動症用藥感到相當驚訝，因此詢問U先生之前的醫師是針對什麼症狀開立這種藥物，U先生歪著頭反問我：

「不是發展障礙嗎？」

我向他說明這種藥物是用來改善注意力不集中與過動症狀，並再次確認他之前是否為了改善這些症狀而就診，他回答「最難受的症狀是有氣無力和無法擺脫過去的痛苦回憶，但確實也有注意力不集中的情形」。

我想前一位主治醫師應該是聽了U先生小學時的事，才將他診斷為過動症，開立了改善注意力缺失與過動症狀的藥劑。

然而，兒時疑似過動症的症狀，與六十多歲的他現在的狀態之間，發生了十分重要的變化——那就是這三十年來，他都患有伴隨嚴重憂鬱症狀的躁鬱症，經常因創傷性的記憶而感到痛苦。

而且，U先生主訴的並不是注意力缺失等過動症症狀，而是「有氣無力」和「無法擺脫過去的痛苦記憶」。

在過動症的診斷基準中，有一項除外項目，即「其症狀（中略）無法用其他精神疾病（例如情感性疾患、焦慮症、解離症、人格障礙、物質中毒、戒斷症候群）合理解釋」[3]。

3 高橋三郎、大野裕監譯，染矢俊幸、神庭重信、尾崎紀夫、三村將、村井俊哉譯，《精神疾病診斷準則手冊（DSM－5）》，醫學書院，二〇一四。

之前提過，情感性疾患與焦慮症也很容易出現注意力不集中、無法安靜等過動症的特徵症狀；解離症則會伴隨記憶或意識喪失，因此會有發呆或衝動行事等表現，可能會與過動症混淆；人格障礙是因性格偏差造成生活上的困難，其中邊緣性人格障礙（反覆企圖自殘或自殺，情緒不穩）與反社會人格障礙都有前額葉功能低下的情況，多伴隨著衝動與注意力缺失的症狀；物質中毒指的是受到藥物或酒精的影響；戒斷症候群則是戒除藥物或酒精後產生的不適症狀。以上每一種情形都會造成過動、衝動與注意力不集中。

這些乍看很像過動症、仔細調查後卻發現是其他原因造成的症狀，稱為疑似過動症，然而光靠篩檢測試並無法辨別過動症與其他病症，容易導致過度診斷。

U先生的症狀不是其他精神疾病造成而是源自過動症，這樣的判斷難道就能引導出比較合理的解釋？

另一個更大的疑問是，即使U先生真的有發展障礙，也不見得就是過動症。有發展障礙臨床醫學經驗的專家一眼便可看出，比起過動症，U先生主訴的症狀更符合自閉症類群障礙的特徵，其中最近似的是智力與語言能力優秀，但協調性與溝通能力有問題的亞斯伯格症。在U先生的自述中，記憶力極佳，不用讀書就能名列前茅，但人際關係不佳且對此漠不關心，發言與行動唯我獨尊、惹人不悅等，都是典型的亞斯伯格症特徵。事實上，在U先生的發展測驗中，代表語言智能指標的語言智商得分比使用手眼處理問題的操作智商高出約二十分——語言理解優異，但處理速度較慢，正是亞斯伯格症的典型傾向。

自閉症類群障礙又稱為廣泛性發展障礙，除了欠缺社會性之外，一般還會伴隨認知、運動、感覺等大範圍的障礙。若被診斷為廣泛性發展障礙，雖然應該優先遵從這項診斷，但基於下面的因素，目前這類案例也可能被診斷為過動症。

自閉症類群障礙的案例多有過動與注意力不足等問題，兒童又以過動較為明顯，因此有不少案例小時候被診斷為過動症，進入青春期後過動症狀消失，社會性或溝通問題反而變得明顯，才重新診斷為自閉症。

二〇一三年發布的《精神疾病診斷準則手冊（DSM－5）》中，至少在美國已經修改診斷基準，已確診自閉症者仍可診斷為過動症。如此一來，即便之後才發現患者其實是自閉症，醫師也毋須再為誤診而自我辯護。

不過，此一診斷基準的修正，只代表自閉症患者亦可被診斷為過動症，也就是同一位患者可被診斷出同時患有自閉症與過動症，而不代表醫師可以忽略患者的自閉症。若患者還是症狀不明確的兒童就算了，但U先生畢竟是年長的成人，忽略他的自閉症而僅診斷為過動症，就和無視患者的過敏症狀，只診斷出鼻炎或結膜炎一樣荒謬。

之所以開放自閉症患者可被診斷為過動症，其中一個理由是自閉症患者約有三成出現過動症狀，診斷開放後，這些患者才能服用過動症用藥。

這項診斷基準的變更伴隨著許多反對與質疑的聲浪。實際上，與單純的過動症案例相比，自閉症與過動症同時出現時，患者的藥效並不理想，這是因為自閉症患者多有感覺過敏的症狀，而中樞神經興奮劑可能會使此類症狀惡化。此外，目前這樣的用藥僅有以兒童為對象的短時間、小規模臨床實驗，長期服用的風險仍在未知數，更何況是用在初老期成年人——且還是同時罹患自閉症與過動症的患者——身上，根本可以說是一種不確定的「實驗」。

在並未進行輔助診斷的詳細檢查時便貿然開立處方藥，這實在是非常令人擔憂的狀況。

如今，過動症的診斷與開立過動症用藥的數量像泡沫一樣不斷膨脹。有些開立藥物的案例令人深感困惑而引發了關注，同時患者感受不到確切的藥效，也逐漸產生了不符期待的失落感。這不只發生在患者身上，治療者也有相同的感受。

在這種狀況下，卻連國際性學會都放寬了診斷基準，助長過動症的診斷，等於為醫療機構與相關業界提供了絕無僅有的巨大商機。

然而，接下來發生的事卻對這股熱潮迎頭潑上了一盆冷水。

2「成人過動症」並非發展障礙？

動搖的大前提

「成人過動症」的診斷以及藥物療法的正當性，建立在兒童期（五歲至十二歲）[1]到成人期持續性的神經發展障礙。神經發展障礙咸認始自神經發展較為活潑的幼年期，最晚也會在兒童期前半（五歲至八歲）出現症狀，而上一章已說明這項標準現今放寬到十二歲。

美國精神醫學學會公布的《精神疾病診斷準則手冊（DSM－5）》中，在神經發展障礙的項目將成人過動症與兒童過動症並列，並明確記載「過動症於小兒時

1 日本法律上的「兒童」指的是未滿十八歲，醫學上一般則以十二歲以下為兒童期，十三歲以上為青年期。

期發病[2]」。這裡的「小兒時期」指的即是「兒童期」。

在英國的治療手冊中，患者必須從兒童期持續發生症狀，才會建議進行成人過動症治療。

來自紐西蘭的衝擊

然而，在DSM－5公布僅兩年後的二〇一五年，醫界出現了一份正面挑戰前述過動症診斷前提的研究結果。

位於紐西蘭南島的大城但尼丁以一九七二年三月至一九七三年三月這一年間出生的一〇三七名新生兒為對象，進行了長達三十八年的追蹤調查。

從調查對象三歲開始直到十三歲，每兩年進行一次調查，之後則在十五歲、十八歲、二十一歲、二十六歲、三十二歲與三十八歲時各進行一次關於健康與行為的訪查。訪查內容不只是單純填寫問卷，而是花費一整天的時間進行面談與檢查。在七歲至十三歲間，雙親與班級導師都要填寫調查表，並根據一連串調查結果判斷這些兒童可否診斷為過動症。

而成人過動症的調查則在研究對象三十八歲時進行，且負責面談的人員對其過去的調查紀錄完全不知情。

過去的研究指出，兒童期（五歲至十二歲）診斷為過動症的案例，有一部分在長大成人後仍然會持續出現注意力不集中等症狀，另一方面，有些人則會在成年後出現過動症症狀。不過，成年後的症狀是否延續自兒童時期，是由患者本人的記憶來判斷，因此十分曖昧，非常容易出現偏誤。

紐西蘭的這份研究解決了上述的問題。在同一地區、同一時期出生的團體（稱為同齡群）中進行長期追蹤調查的「世代研究」，能夠找出原因並得到結果，也就是證實個中的因果關係，是更加強而有力的證據。

如果成人過動症與兒童過動症一樣都是發展障礙，是從小就開始持續到長大成人的病症，那麼不僅是小時候診斷出過動症的人長大後仍會保留過動症的特徵，針對成年後才診斷出過動症的人追溯過去的紀錄，應該也能找出兒童時期出現的過動

2 高橋三郎、大野裕監譯，染矢俊幸、神庭重信、尾崎紀夫、三村將、村井俊哉譯，《精神疾病診斷準則手冊（DSM－5）》，頁六〇。

症徵兆。

在這份研究中共有六十一人在十二歲前被診斷出過動症，而在三十八歲時符合過動症診斷條件的共有三十一人，乍看之下，似乎有一半的人在長大成人後自然痊癒，另一半的人則仍有症狀——但事實並非如此。三十一名三十八歲的過動症患者中，只有三名在兒童時期被診斷為過動症。也就是說，十二歲前患有過動症的六十一人，有九成以上隨著年齡增長已經自然痊癒。

反之，成人過動症患者中有九成在兒童時期並未診斷出過動症，而是在十二歲之後才出現過動症症狀，並不符合原本的神經發展障礙定義。亦即成人過動症與兒童過動症不同，令人懷疑「過動症屬於發展障礙」的診斷前提是否真的正確。

實際上，查看紐西蘭的研究結果，會發現成人過動症與兒童過動症有好幾個不同的特徵。

成人過動症患者三歲時的大腦發展程度及兒童期的智商，與健康族群幾乎完全相同，兒童過動症患者的智商則比同齡孩童的平均值低了十分，閱讀文字與執行功能也有明顯的障礙。這種情況在兒童過動症患者到了三十八歲、已經擺脫過動症之後依然沒有改變。

圖2-1 成人過動症患者的行為問題較嚴重

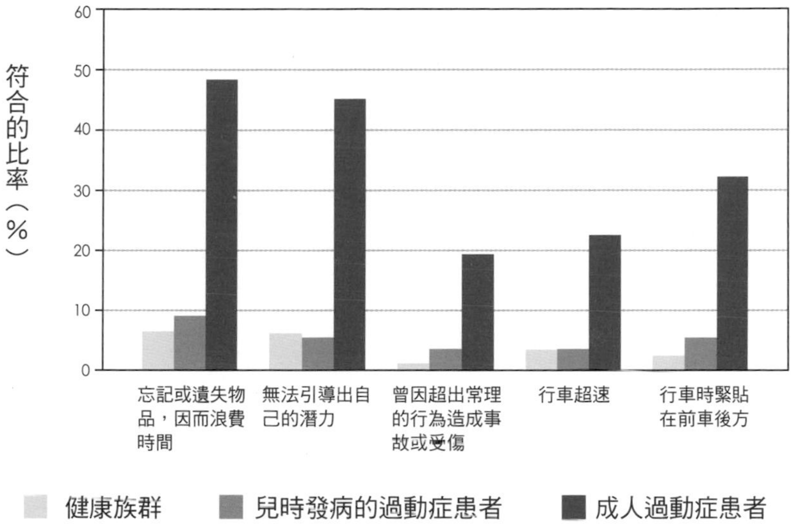

不過，這兩個族群在三十八歲時遭遇到的生活障礙程度卻是完全相反。參照圖2-1，可以看出兒童期過動症患者的生活問題只比健康族群多一點點，並沒有太大的差距。另一方面，成人過動症患者在智商與執行功能上雖然沒有明顯的缺陷，障礙程度十分輕微，但本人回報的生活困難以及行為問題卻相當嚴重，對人生的滿意度也較低。

在智商特質上，兩者也有內容上的差異。在國際通用的智商測驗「魏氏成人智力測驗第三版（WAIS－III）」中，除了測驗綜合智商，還可以在語文理解、知覺組織、工作記憶與處理速度等四個領域分別計算得分。於整體智商高低外，四個領域的得分落差也是發展偏差診斷的重要依據。

兒童過動症患者的智商比健康族群低了十分，其中特別低的是語文理解（九〇・〇）與處理速度（九〇・五），得分最高的則是知覺推理（九三・四），而知覺推理是視覺資訊處理能力的指標。從這份測驗結果可以看出，兒童過動症患者的視覺資訊處理能力高於語言資訊處理能力。

另一方面，成人過動症患者的語文理解（九九・〇）與工作記憶（九八・七）極為接近一般人的平均值一〇〇分，相反地，知覺組織（相當於兒童的知覺推理）得分則是所有領域中最低（九五・三）。在兒童組中得分最高的視覺資訊處理，到了成人組反而變成所有測驗項目中最不拿手的。也就是說，成人過動症患者展現出與兒童過動症患者完全相反的特徵。

另一項不同的特徵是性別差距。兒童過動症患者以男童較多，成人過動症患者則是男女人數差不多。

以上這些差異都能證明兒童過動症與成人過動症其實並非同一種病症。

造成患者痛苦的原因

這篇論文的作者群寫道：「我們的調查結果顯示，成人過動症和兒童過動症可能並非同一種疾病，這是否代表出現過動症狀的成人不需要治療呢？答案當然是否定的。調查發現，成人過動症患者受傷的保險理賠紀錄較多，信用評等較低，證明他們有必須治療的生活障礙。此外，他們的人生不順遂，每天忘東忘西、無法管理借款與現金流、存不了錢等，這些問題也阻礙了療程。他們總是無謂地浪費時間空轉，因此覺得自己無法發揮潛力。」

出現過動症症狀的成人，不僅發生意外或受傷的風險較高，還有七成在二十至三十多歲間曾接受精神治療，證明他們確實活得很辛苦。許多成人過動症患者苦於成績不佳與失業，罹患憂鬱症與酒精、藥物成癮的比率不僅較高，連死亡率也高於一般人。

實際上，接觸這些懷疑自己罹患過動症而前來求診的成人之後，我發現他們遭遇到極大的困難，對混亂的生活感到疲憊，十分痛苦，無疑需要幫助。我開始抱持很大的疑問——這些人所面臨的困境是否真的來自「發展障礙」？

如果事實真相和紐西蘭的論文結果相同，大部分「成人過動症」的原因與發展障礙並沒有關係，那麼就會劇烈動搖過去用來正當化藥物療法的根據。

紐西蘭的研究發表後隔年，巴西與英國也先後發表了研究報告，兩者都是針對團體進行長期的世代研究，追蹤其成年後（歐美多以十八歲為成年）的狀態，試圖釐清成人過動症究竟是兒童期延續下來的發展障礙或是其他問題。

被忽略的合併症

首先來看看巴西的研究[3]。研究對象為一九九三年於巴西南部的都市佩洛塔斯出生的五二四九人，自十一歲開始追蹤至十八到十九歲（不同年齡層的調查人數會有些微差距）。在十一歲時，由本人及雙親回答問題，最終調查則在十八或十九歲時，由受過訓練的心理師進行訪談。

這個研究團隊特別重視過動症與其他精神疾病合併出現的可能性，因此當研究對象符合過動症時，會將他們區分為單純的過動症案例，以及出現憂鬱症、雙極性情感疾患（躁鬱症）、廣泛性焦慮症（持續的、漂浮不定的焦慮感）、社交焦慮症（在人前或與人接觸時感到強烈的緊張）或長期違法使用藥物等過動症合併其他症狀的案例。這些合併症可能引發注意力不足或過動、衝動，常與過動症混淆。研究中同時調查了吸菸、懷孕、性病、犯罪行為與入獄服刑、自殺、智商、學歷與收入等項目。

調查結果顯示，十一歲時符合過動症診斷基準的案例共有三九三人，佔全體的百分之八・九，另一方面，到了十八、九歲時，符合診斷基準的人增加到四九二人，達到全體的百分之十二・二。然而，扣掉有合併症的案例後，只剩下約半數的二五六人，佔全體人數的百分之六・三。在有合併症的案例中，較常見的依序是佔百分之二十四・九的廣泛性焦慮症、佔百分之二十・九的社交焦慮症、佔百分之十三・六的憂鬱症與佔百分之七・四的雙極性情感疾患（躁鬱症）。

這份調查所揭露的事實具有十分重要的意義。當我們的目光被注意力不足與

---

3 Caye et al., "Attention-Deficit/Hyperactivity Disorder Trajectories From Chilchood to Young Adulthood: Evidence From a Birth Cohort Supporting a Late-Onset Syndrome." JAMA Psychiatry. 73(7): 705-12., 2016.

無法安靜等症狀吸引，忽略了其他精神障礙，就很可能會將疑似過動症診斷為過動症。巴西的研究結果證實，只靠篩檢就診斷為過動症，可能會使患者人數膨脹將近兩倍之多。

這份研究報告也進一步佐證了紐西蘭的研究，證實兒童過動症與成人過動症可能是不同的疾病。

舉例來說，兩者的性別比例有所差距，兒童過動症患者以男童居多，佔百分之六十三・九，而十八、九歲時的過動症患者則以女性居多，佔百分之六十一・〇。扣掉有合併症的案例後，女性仍佔百分之五十五・一，在統計學上已經沒有足以辨識的性別差異，與男童佔六成以上的兒童過動症截然不同（參照圖2-2）。

關於成人過動症與兒童期過動症之間的連續性，紐西蘭的研究一路調查到研究對象三十八歲，已屬於中年期，而巴西的最終調查則是在十八至十九歲，此時研究對象才剛成年，可以預見這個時期的調查結果會大幅受到兒童期的影響。

其中兒童期被診斷為過動症，且十八至十九歲時仍符合過動症診斷基準的共有六十人（百分之十五・三），扣掉有合併症的案例後為二十九人（百分之七・四），只剩下原來的一半。兒童過動症的患者中，有二八八人（百分之七十三・三）

圖 2-2　兒童與成人過動症患者的男女比例

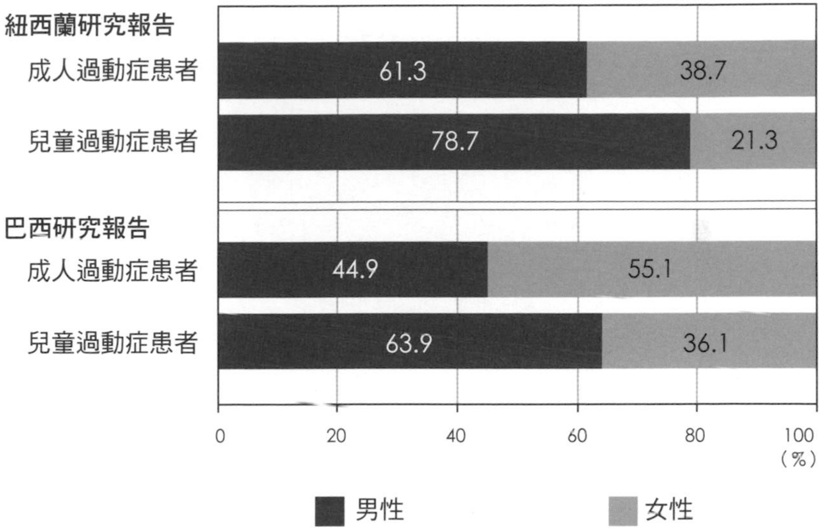

在十八至十九歲時已經不符合過動症診斷基準，且這二八八人中，大多數都不是逼近診斷基準，而是幾乎沒有任何症狀（參照圖2-3）。因此，作者群在論文中指出「即使降低過動症的診斷基準，調查結果也不會改變」。

在一般認知中，兒童過動症按其過程大致可分為兩種類型。第一種是在四歲時出現過動或注意力不足，一直到小學低年級為止仍有明顯的症狀，但十歲左右開始好轉，十二歲前後就不再符

圖 2-3

11 歲時患有過動症的兒童 18 歲時的狀態

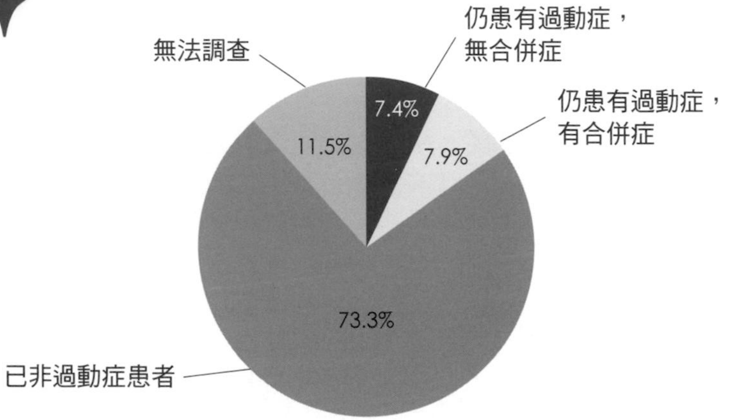

圖 2-4

18 歲時患有過動症（無合併症）的人 11 歲時的狀態

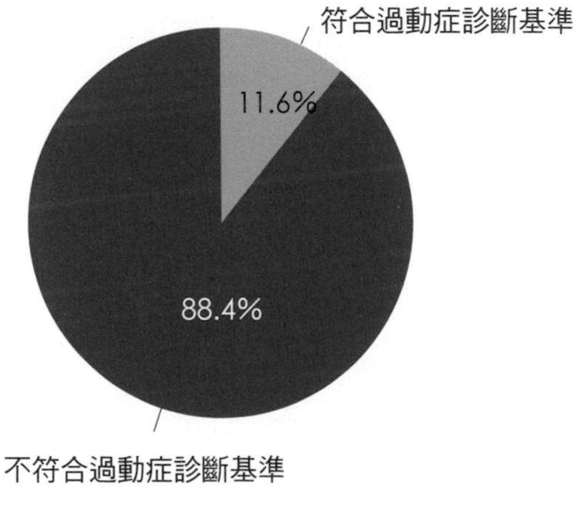

合過動症診斷基準，稱為「兒童期局限型」。第二種則是幼兒期開始出現症狀，到了十歲左右非但沒有改善，反而有惡化的傾向，並延續到青年期，稱為「持續型」。除了這兩種之外，還有不需接受診斷，但持續出現輕度過動與注意力不足傾向的「中間型（介於健康族群與過動症患者中間）」。其中又以中間型最多，約佔兒童總人口百分之八，接著是兒童期局限型，約佔百分之六，持續型則約佔百分之四[4]，不過持續型過動症患者到了十八至十九歲後，也有八成以上會改善。發展障礙的一大特徵，就是會隨著年齡增長逐漸好轉。

接著來看看十八至十九歲時被診斷為過動症的四九二人在十一歲時是否符合診斷基準。回顧他們十一歲時的狀況，發現符合的只有六十人（百分之十二・二，加上未回答的人數則為百分之十二・六），約百分之八十八的人在兒童期並未診斷出過動症，其中沒有合併症而是單純過動症的族群，在兒童期診斷出過動症的比例也只有百分之十一・三（加上未回答的人數則為百分之十一・六，參照圖2-4）。

4 Riglin et al., "Association of Genetic Risk Variants With Attention-Deficit/Hyperactivity Disorder Trajectories in the General Population." JAMA Psychiatry. 2016; 73(12): 1285-1292.

由此可看出，巴西的研究也推翻了成人過動症是延續自兒童過動症的定論。

附帶一提，這份研究還能看出一項有趣的事實。那就是十八至十九歲時有注意力不足傾向的人，兒童期患有過動症的比率為百分之五十一．七，沒有過動症的比率則為百分之五十四．一，後者比前者稍微多一些。從研究結果來看，年輕的成年族群一半以上都有注意力不足的傾向，因此若注意力不足就必須接受治療，那麼有一半的年輕成年人就都得接受治療了。

進一步的證據

巴西研究報告發表後不久，英國也發表了其研究結果[5]。

研究對象為英格蘭與威爾斯一九九四至一九九五年出生的二二三二名雙胞胎，目的為分析家庭等環境因素帶來的風險，是一項長期的世代研究。

這項研究在研究對象五歲、七歲、十歲、十二歲與十八歲時分別以面談及檢查的方式評估是否出現過動症症狀，以及認知功能是否正常。除了兒童的臨床表現外，同時調查母親孕期與產期前後遭遇的問題及家庭環境等條件，十八歲時的調查則還包括相關的疾患、整體功能與其他精神障礙。

在這二二三二人中，十二歲時被診斷為過動症的共有二四七人，佔全體的百分之十一，其中十八歲時仍符合過動症診斷基準的有五十二人，佔百分之二十一，近八成的兒童期過動症患者到了十八歲時已經不符合診斷基準。

進一步分析發現，十八歲時仍有過動症狀的五十二人，兒時就是重度過動症患者，智商等認知功能也偏低，這個結果與紐西蘭的研究互相呼應。具有更多不利因素的過動症兒童，容易在長大成人後仍有過動症狀。

另一方面，十八歲時被診斷為過動症的有一六二人，其中一一〇人在兒童期（十二歲前）並未診斷出過動症。過動症的定義是始於兒童期的發展障礙，然而卻有三分之二的患者並未在兒童期出現症狀。

與十二歲前就符合診斷基準的族群相比，較晚發病的族群到小學為止並沒有行

5 Agnew-Blais et al., "Evaluation of the Persistence, Remission, and Emergence of Attention-Deficit/Hyperactivity Disorder in Young Adulthood." JAMA Psychiatry. 73(7): 713-20., 2016.

為問題，智商也較高，但到了十八歲時，晚發病的族群除了過動症症狀，還出現了智商等認知功能降低、憂鬱症或焦慮症等精神合併症，程度與較早發病的族群並無差異。

這份研究結果顯示，英國的研究團隊也找到了強而有力的證據，證實成人過動症與兒童期發病的神經發展障礙是不同的疾病，換句話說，成人過動症可能根本不是發展障礙。

如果多數成人過動症並不屬於發展障礙，那麼它究竟是什麼呢？

在進一步探討這個問題之前，本書將先由過動症的歷史切入，探討其本質。

3

處處充滿矛盾的「過動症」

過動症的歷史意外地短

說起來，過動症究竟是什麼呢？

目前對過動症的定義，是一種因遺傳或生產前後的問題等先天的生物學因素造成的神經發展障礙，而在這個定義下，咸認過動症是自古以來就有的疾病，只是人們長久以來一直未能發現。

醫學史上第一筆相當於過動症的疾病紀錄，是英國小兒科醫師喬治·弗雷德里克·史地爾（George Frederic Still）在一九〇二年撰寫的病歷。

然而，史地爾醫師所報告的二十位案例，除了過動與衝動外，還具有破壞性的暴力行為、自殘與無法以道德自制等症狀[1]，這些案例在現代多半會被認為較接近情緒障礙或破壞性行為障礙（具攻擊性，不斷反抗或屢有不良行為）。此外，其中多數案例出現於收容設施，可推斷應有養育環境上的後天問題。

那麼，過動症是先天性神經發展障礙的證據，又是從哪裡來的呢？

先發現治療藥，才發現病症

前述問題的答案，必須在過動症的概念誕生之前的奇妙歷史中尋找。

在史地爾醫師提出病例約二十年後，具有過動及衝動、破壞性行為等症狀的孩童在一段時期內急速增加，原因是美國在一九一〇年代後半至二〇年代大流行的腦炎所留下的後遺症。當時病毒性腦炎極為猖獗，其中包括後來因電影《睡人》而廣為人知的嗜睡性腦炎。

後遺症的症狀因大腦受傷的部位不同而有所差異，過動與衝動只是其中一部分，這讓患者的家人與周遭人士十分苦惱。

艾瑪・彭德爾頓・布萊德利醫院（Emma Pendleton Bradley Hospital）是美國第

一間兒童精神疾病專科醫院，直到一九三〇年代，仍有許多兒童因為腦炎後遺症而在這所醫院住院治療，但在此發現有效改善過動的藥物，卻是來自一起偶然事件。

艾瑪・彭德爾頓・布萊德利是布萊德利家的獨生女，七歲時罹患腦炎，留下了癲癇、痲痺與智能障礙等後遺症。艾瑪的父親喬治當時投資了貝爾發明的電話產業，賺了不少錢，但即使動用龐大的財產在世界各地尋找治療愛女的方法，仍無法改善艾瑪的症狀。天不從人願，與病魔纏鬥十八年後，艾瑪最終還是去世了[2]。

布萊德利夫妻在喪女的哀痛中，仍希望能多少減輕其他病童父母的痛苦，因此向州政府請願，捐出自有房產，於一九三一年設立布萊德利醫院，設立的宗旨是接受所有障礙兒童，若病童的家屬沒有經濟能力，醫院便不收取醫療費用。布萊德利醫院以提供終身援助為目標，不但是醫院，也是供長期居住的療養之家，第二任院長則由艾瑪堂兄弟的兒子查爾斯・布萊德利（Charles Bradley）擔任。

當時還沒有電腦斷層（CT）和磁振造影（MRI）等技術，想知道大腦的狀

---

1 Still, "The Goulstonian lectures on some abnormal psychical conditions in children." Lancet 159, 1902.

2 https://ajp.psychiatryonline.org/doi/full/10.1176/ajp.155.7.968

態，必須使用氣腦造影術，在腦脊髓腔注入空氣後進行X光攝影。這項方法有個很大的缺點，就是患者在攝影後會因為腦脊髓液減少而經常出現劇烈頭痛。

一九三七年的某一天，查爾斯讓接受氣腦造影術的病童服用了中樞神經興奮劑苯丙胺，目的是藉此對製造腦脊髓液的脈絡叢施加刺激，增加腦脊髓液的分泌，進而減輕頭痛。沒想到病童服用苯丙胺後出現了意外的效果，不僅變得沉著穩重，學業成績也跟著改善。照顧孩子的護理師與教師注意到了這些變化，而最直接感受到藥效的則是兒童本人。孩子們把苯丙胺叫作「算術藥」，因為服藥之後，就能輕鬆算出算術的答案[3]。

之後，醫院挑選出有行為問題的孩童，讓他們服用苯丙胺，結果不但行為問題有所改善，半數孩童在學業表現上也有明顯的進步[4]。不過，查爾斯醫師的這項發現在當時並沒有獲得太大的重視，那個年代的醫界對兒童的行為問題並不關心，也根本沒有把這些問題列為藥物治療的對象。

附帶一提，苯丙胺是藥物的商品名稱，一般名稱則為安非他命，正是最具代表性的興奮劑。二次大戰期間，軍中的飛行員與士兵會服食安非他命與類似的衍生物甲基安非他命來提振士氣與精神，後來發現持續使用這類興奮劑會導致藥物依賴與精神幻覺，斷藥時還會出現抑鬱等戒斷症狀，於是二戰後才立法規定其使用方式。

到了一九三〇至四〇年代，有過動或衝動的案例被稱為「輕微腦傷」或「輕微腦功能不全」，這是因為除了腦炎之外，外傷等原因也會造成相同的狀態，且有些案例雖有類似的症狀，卻找不出明顯的原因。

一九五二年，美國精神醫學學會在《精神疾病診斷準則手冊（DSM－I）》中加入了「輕微腦功能異常（minimal brain dysfunction）」，這是以過動為特徵的兒童疾患首次獲得官方認證的診斷病名。

不過，當時認為的輕微腦功能異常是由腦炎或外傷後遺症等外部因素引起，而目前醫界對過動症的定義則是具有強烈遺傳性的先天疾患，兩者並不一致。

那麼，過動症是如何轉變為現在的定義呢？

3 同註2。

4 Charles Bradley,"THE BEHAVIOR OF CHILDREN RECEIVING BENZEDRINE" Published online: Apr 1, 2006. https://doi.org/10.1176/ajp.94.3.577

從吊車尾學生變成障礙兒童

一九五七年，布萊德利醫院的兩位兒童精神科醫師莫利斯．勞費爾（Maurice W. Laufer）與艾瑞克．丹佛（Eric Denhoff）提出「過動．衝動性疾患」診斷概念，與今日的過動症概念幾乎完全相同，和輕微腦功能異常則有兩點決定性的差異。

第一點，將無法安靜及無法持續專注等極為常見的狀態列為核心症狀。因此，「過動．衝動性疾患」與正常發育之間沒有明確的差異，患者多會在成長過程中改善。這是醫界首次將「過動．衝動性疾患」視為發育過程中出現的暫時性障礙。

第二點，這個診斷概念反映了學校與社會的意見[5]。

五〇年代的美國校園滿是戰後嬰兒潮出生的孩童，同時，社會正由一級產業轉型為二級產業，產業結構的變化加上經濟成長，導致新的產業需要更多技術人員，整個社會因此瀰漫著重視學業成績的風氣。在這股風氣中，醫界提出了「過動症」的概念，宣稱那些無法專心聽課、造成周遭困擾的孩童其實是得了這種病，只要吃藥就能安靜坐著聽課，這種獲得治療的可能性給了社會一線希望。然而，換個角度思考，也可以說是社會的轉變將這些不適合讀書的孩子從吊車尾的學生變成了障礙兒童。

當教師無法再以教育方式應對這些孩童，便逐漸開始求助於醫學。而進一步引導孩童就醫的，是六〇年代開始普及的駐校諮商師。這些諮商師的重要工作之一，就是找出有過動症的學童，引導他們就醫[6]。

當時對過動症的看法比現在樂觀，認為過動症兒童實際上智力優異，也有足夠的行動力，只是因為注意力不足與過動拖累了學業表現，一旦接受治療就能發揮原本的潛力。

派醋甲酯（利他能）的出現，不但徹底實現了上述期待，也讓過動症的藥物療法成為普遍的治療方式。

利他能的商品名稱取自發明人的妻子莉塔，名字雖可愛，最初的銷售量卻不甚理想。它的用途原本是緩解銀髮族憂鬱及無精打采，直到目標客層變更為改善兒童過動後，銷量才開始增加。躁動不已的兒童服用之後，效果好到令人嘖嘖稱奇。

5 馬修．史密斯著，石坂好樹、花島綾子、村上晶郎譯，《過度活躍：過動症的歷史變遷》第二章，星和書店，二〇一七。

6 同前註。

且派醋甲酯的藥效比安非他命更和緩，成癮性也較低，在一九九五年便通過認證，一九六〇年開始用於治療過動症。

這是一種回應時代需求的趨勢。一九五七年勞費爾醫師與丹佛醫師提出的「過動·衝動性疾患」，在一九六八年發布的《精神疾病診斷準則手冊（DSM－II）》中被列為「兒童期過動反應（hyperkinetic reaction of childhood）」，其中「過動反應」一詞，代表醫界已經開始重視這種疾病除了受到生物學因素影響，也有來自家庭與學校的心理社會因素[7]。

精神分析vs藥物療法

六〇年代至七〇年代，是美國精神醫學界新舊兩股勢力交替的變化期。

二次世界大戰前，是由重視神經學因素的精神醫學派掌權，然而當猶太裔精神分析學家逃離納粹的魔掌抵達歐洲後，精神分析派便得到了壓倒性的支持。戰爭期間與戰後出現精神問題的人愈來愈多，且尚未找到有效的藥物療法，也助長了精神分析的風潮。

然而，六〇年代後，精神分析的非科學性受到的批評聲浪日漸增強，比起用闇割焦慮與陽具欽羡等概念來解釋過動症，更多人認同過動症是源自腦炎後遺症等腦神經功能障礙。精神分析原本是用來說明精神官能症的理論，卻因為濫用而失去了人們的信任。

促使精神分析步入凋亡的決定性關鍵，是開發了思覺失調症藥物氯丙嗪等劃時代的精神病用藥。服用這類藥物後，精神分析派花了數年仍無法治癒的疾病便快速改善，這種情況也成為醫界的普遍現象。

相對於精神分析等心理社會學流派，由神經學機制探討精神疾病，並嘗試以藥物療法等改善症狀的流派，稱為生物精神醫學，任誰都能一眼看出哪種流派更能有效改善精神疾病。

時代的潮流有時會走向極端，儘管學界也出現了將生物精神醫學、精神分析與社會精神醫學（以社會學觀點解釋並治療精神疾病的流派）各自截長補短的聲浪，

7 不過，當時一般使用的診斷病名並非「兒童期過動反應」，而是「過動兒（症候群）hyperactive child syndrome」或僅是「過動 hyperactive」。

實際的大趨勢卻是完全偏重以藥物療法為主的生物精神醫學。

在生物精神醫學大獲全勝的領域中，便包含了過動症。

「過動是神經系統的先天性問題，只要吃藥就可以改善」，對病童父母來說，這種單純明快的解釋常常是一種救贖。精神分析重視幼兒期的環境條件，往往歸因於父母的缺失，相對地，生物精神醫學則明確宣稱過動症並非由於父母育兒方式錯誤。就結果而言，主張心理諮商與整頓家庭環境的心理社會學流派並未受到重視。

一九八〇年發表的《精神疾病診斷準則手冊（DSM－III）》，便是生物精神醫學的勝利紀念碑。前一版的作者多為精神分析派，但到了DSM－III，作者則全部變成信奉生物精神醫學的精神科醫師，原本以統計調查為目的的DSM，自此設立了明確的診斷基準，企圖消弭不同醫師的診斷差異，這一點可說是重視客觀性的生物精神醫學帶來的正面影響。

在DSM－III中登場的「過動性疾患」，於一九八七年發行的修訂版DSM－III－R中修改為「注意力不足／過動症（attention deficit/hyperactivity disorder：ADHD）」，是學界第一次使用過動症（ADHD）為診斷名稱。

發展障礙的概念形成

過動症的概念成立，與「發展障礙」的概念形成是同步進行的。

二戰期間的一九四三年，醫界初次提出了一種不同於過動症的「自閉症」。戰後，精神醫學界受到精神分析派的影響而重視患者的成長環境，但不久後，便證實自閉症其實受到遺傳等因素的強烈影響，其定義也逐漸改變為先天性因素引發的神經發展障礙。到了一九八〇年代，自閉症與同樣受到先天性因素強烈影響的智能障礙與學習障礙，以及剛剛命名不久的過動症一起被統稱為發展障礙[8]。

當時，「發展障礙」是一種全新的概念，重視遺傳等先天性因素，與過去自家庭等環境因素尋找病因的想法不同，不會讓患者的父母產生罪惡感，較容易被接受。教師與諮商師得知患者就醫便能改善，也等於找到了解決問題的方法，於是發展障礙的概念便在臨床醫療與教育環境中快速普及。

8 當時，發展障礙的核心不是過動症而是自閉症。其中一項證據是自閉症類群障礙直到最近都還被稱為「廣泛性發展障礙」。當時認為自閉症不只是發展問題影響到社會功能，而是蔓延到認知、運動、感覺等各種功能。

兒童的病況日趨嚴重

在前述的歷史背景中，受遺傳等先天性因素強烈影響的中樞神經發展障礙逐漸成為一種概念，且咸認藥物療法為治療過動症的有效方式。患者被診斷為過動症後利用藥物治療，正是生物精神醫學的精髓所在，但其中卻出現了一個問題。

如果過動症真的是先天性的疾患，它應該像智能障礙或學習障礙等先天性疾病一樣，患者並不會突然增加，然而現實卻是過動症的患者不斷增加。

本書第一章也引用過，在美國的全國調查發現，到二〇一二年的十五年內，被診斷為過動症的兒童（三歲至十七歲）人數持續成長了將近兩倍。

這種令人驚訝的增加幅度該如何解釋？過動症是「遺傳性強的先天性疾患」這項定義，與患者人數大幅增加是否根本互相矛盾？

至於接受藥物治療的兒童人數，增加幅度更是驚人。一九八七年服用派醋甲酯的過動症兒童僅佔整體人數的百分之〇・六，到了一九九七年增加到百分之二・七[9]，二〇一一年則有約百分之六的兒童正在服用派醋甲酯[10]。二十五年間，使用過動症藥物的兒童人數增加了十倍。

遺憾的是，經過中長期觀察，藥物療法的爆炸性普及並未真正改善患者的狀況。舉例來說，結核病藥物的出現有效減低了結核病的威脅，療養院不再擠滿結核病人；精神病用藥發明後，思覺失調症的預後大幅改善，精神病院也不再需要加床。

相較之下，過動症的藥物也已經使用了幾十年，過動症的情況不但沒有平息，反而有惡化的跡象，問題究竟出在哪裡？

造成患者增加的可能因素

第一個可能引發患者急速增加的原因，是診斷基準放寬，導致更多案例符合過動症的條件。定義或標準改變造成診斷基準放寬，分別發生在一九六八年的

9 Zuvekas & Vitiello, "Stimulant Medication Use in Children: A 12-Year Perspective" American Journal of Psychiatry.169(2) :160-166; 2012.

10 http://www.cdc.gov/ncbddd/adhd/data.html

DSM－II、一九九四年的DSM－IV及二〇一三年的DSM－5公布時。六〇年代後過動症的患者之所以增加，應該是受到第一次的定義變更影響，第二次與第三次的修訂則與成人過動症的診斷數增加有關。令人驚訝的是，八〇至九〇年代，兒童過動症的診斷基準並未大幅度變動，治療藥物的使用量卻呈現爆炸性的成長。

第二個可能的原因，是許多臨床精神科醫師積極地將患者診斷為過動症。假使離標準還差一點，那麼只要把條件放寬一些，就可以診斷成過動症。藥廠提供了簡易的測試量表，讓醫師更容易將患者診斷為過動症，且藥廠的過度推銷——例如對學校教師與父母進行「過動症啟蒙宣傳」——也已經嚴重到讓美國當局立法限制。許多到醫療機構掛號的父母都懷疑自己的孩子有過動症，希望能確診並開藥治療，那麼他們填寫測試量表時，是否就會傾向勾選符合的項目呢？

上述情況無疑助長了八〇至九〇年代以降過動症兒童的增加。對醫師而言，遇到為症狀所苦的患者與家屬時，若有能夠改善的治療方法，確實很難選擇無視。

在第二次世界大戰前的一九三七年，人們就已經知道中樞神經興奮劑可以改善過動與注意力不足，但那時之所以未曾普及是因為沒有需求，二十年後，當「過動·衝動性疾患」這個病名登場，符合過動症診斷的兒童愈來愈引發關注，治療藥中樞神經興奮劑便突然快速拓展了市場。

於是，第三個可能的原因隨之浮現——符合診斷基準的兒童真的增加了。

如果過動症兒童真的增加才導致診斷率上升，那麼大幅增加的應該是原本診斷率較低的族群，原本診斷率就高的族群應該比較沒有成長空間。在社經地位低的階層，兒童診斷出過動症的比率較高，所以若是人數造成診斷率上升，應該是原本診斷率較低的高社經地位階層會出現較大幅度的增加。但事實真是如此嗎？根據美國疾病預防管制中心（CDC）的報告指出，在之前提到的全美調查中，二〇〇三年至二〇〇七年這四年間診斷率明顯上升的，是原本診斷率就高的低社經地位階層。報告中，參加一般醫療保險的兒童，診斷率由百分之七．〇上升至百分之八．一，共增加百分之十六；接受聯邦醫療補助（中低收入戶醫療保險）的兒童，診斷率則由百分之十．八上升到百分之十三．六；沒有醫療保險的兒童，診斷率的上升幅度更高達百分之三十六[11]。

11 Centers for Disease Control and Prevention(CDC)."Increasing prevalence of parent-reported attention-deficit/hyperactivity disorder among children --- United States, 2003 and 2007." MMWR Morb Mortal Wkly Rep. 2010 Nov 12; 59(44): 1439-43.

這項事實不但證明過動症兒童確實在增加，同時也能看出不利的環境因素助長了過動兒人數的增長。然而，這與「過動症是一種遺傳性強的神經發展障礙」這項大前提之間不也產生了矛盾？

還有另一個無法解釋的疑問是，同樣屬於神經發展障礙的學習障礙與智能障礙診斷率都持平，為何只有過動症的診斷率以異常的速度不斷攀升？

過動症其實是一團迷霧

相對於神經發展障礙這個確切的病名，疾病的真面目卻顯得難以捉摸，其中又以過動症這種概念更為模糊不清，即便回溯其短暫的歷史也理不出頭緒。腦炎後遺症等器質性異常所引發的神經性疾患，以及欠缺注意力而造成學習困難的兒童切身的問題，儘管兩者之間並無任何關係，卻以移花接木的方式拼湊在一起，不知不覺間便成為過動症的實務概念。

然而，追溯源頭後便會發現，過動症的概念始於一種粗暴的假設，將教室裡有學習或行為問題的孩子直接歸因於類似腦炎後遺症的神經性障礙。兩者雖然都有注意力不足與過動的症狀，但一種是遺傳性強的疾病，另一種則是病毒引發的外因性障礙，其實並不一致。

這種不一致經常造成無法解釋的漏洞。舉例來說，在同一屆的小學生中，一月至三月出生（譯註：日本的學制為四月入學，四月至十二月出生的孩童與翌年一月至三月出生的孩童會被編入同一屆）、也就是入學時的年齡（月齡）較小的學童，診斷出過動症的比率不僅較前一年四月至十二月出生的學童高出百分之三十至六十，接受中樞神經興奮劑治療的比例也高達兩倍[12][13]。

亦即只要晚幾天出生、學年低一屆，服用過動症藥物的風險就降低了一半。這項事實凸顯出學童們的「障礙」不過是一種環境性的人工產物，原因是學校要求所有學童表現出與同儕相等的能力，其中發育較慢的孩童就會被貼上問題標籤。

按照這個比例推算，美國約有一一〇萬名兒童只因為較早出生、被編入高一屆

12 Morrow et al.,"Influence of relative age on diagnosis and treatment of attention-deficit/hyperactivity disorder in children." CMAJ. 2012 Apr 17; 184(7): 755-62.

13 Zoëga et al., "Age, academic performance, and stimulant prescribing for ADHD: a nationwide cohort study." Pediatrics. 2012 Dec; 130(6): 1012-8.

的學年，就被診斷為過動症，而且有八十萬名兒童因此服用過動症藥物[14]。

然而，這些矛盾並未受到重視，反而有一股力量持續將過動症「營造」成一種明確的疾病。

其中功勞特別大的，是這二、三十年來大有進展的腦部攝影診斷技術。有多份報告指出，過動症患者的大腦不但型態異常，功能與神經纖維的分布也與健康族群有所差異，似乎證明了過動症是一種神經發展障礙。

舉例來說，近年在解析發展障礙等伴有神經發展症狀的案例時，十分重視擴散張量影像（DTI）的結果。擴散張量影像可以用數值化的方式解析大腦白質（位於大腦皮質下的區域，各區域由白色的神經纖維連接，因此白質外觀也是白色）的神經纖維分布是否平均，以及網絡密集程度，醫界十分期待能藉此找出神經纖維的參差不齊或網絡的發育問題，進一步證實過動症是神經發展障礙。

然而，實際上得到的結果卻各自相異，有些報告說過動症患者的神經網絡統合性較低[15]，另一些報告則認為患者的神經網絡統合性會升高[16]。此外，不同的研究也顯示不同的大腦異常部位，並未找出哪個區域發生了過動症的特異變化，關於大腦構造與功能的研究也是如此[17]。

另一個有望找出過動症致病關鍵的技術，則是基因解析。

一般認為過動症是一種與基因強烈相關的疾患，推測其遺傳率（在發病為遺傳因素導致的情況下）約為百分之七十六[18]。不過，可能造成過動症的基因雖有數十個，但每一個的影響都十分輕微，不同的研究者做實驗時經常無法重現相同結果。其中可能性最高的基因（DRD4 7R：具有重複序列的多巴胺受體D4）也僅在九個研究中找到關聯性，另四個研究中則未能找到。在找到了關聯性的研究中，帶

14 Evans et al., "Measuring inappropriate medical diagnosis and treatment in survey data: The case of ADHD among school-age children." J Health Econ. 2010 Sep; 29(5): 657-73.

15 Casey et al., "Frontostriatal connectivity and its role in cognitive control in parent-child dyads with ADHD." Am J Psychiatry. 164(11): 1729-1736., 2007.

16 Park et al., "Increased white matter connectivity in traumatized children with attention deficit hyperactivity disorder." Psychiatry Research: Neuroimaging. 247: 57-63., 2016.

17 出現這種結果的原因之一，是做為研究對象的過動症患者並不平均，許多案例都有合併發生學習障礙、對立反抗症、行為障礙等破壞性行為障礙。此外，過動症本身也分為注意力缺失型與過動型，兩者的性質有相當大的差異，目前將兩者分開調查的研究並不多，也助長了現在的混亂狀況。讓問題更加複雜的是，有受虐等養育因素問題的案例也出現了同樣的神經系統異常。即使是神經系統的型態、功能與網絡有異常，也不能斷定就是神經發展障礙。

18 Middeldorp et al., "A Genome-Wide Association Meta-Analysis of Attention-Deficit/Hyperactivity Disorder Symptoms in Population-Based Pediatric Cohorts." J Am Acad Child Adolesc Psychiatry. 2016 Oct; 55(10): 896-905.

有該風險基因的人罹患過動症的比率（勝算比）在亞洲人為一．三[19]，歐洲人為一．六，至於阿拉伯人的罹病風險則反而降至〇．七[20]。而父母接受社會福利補助的兒童罹患過動症的勝算比為二．七，相較之下，可以看出基因的影響並不算強。

同樣屬於發展障礙的自閉症，則已經找到有極高的機率會引起發病的基因突變。以此類推，學界總認為過動症也是來自基因突變，然而，研究人員在數十年間拚命尋找，仍遲遲未找到有高機率引發過動症的基因突變。

有些極微小的基因突變，突變者連百分之〇．一的罹病風險都不會增加。近年來的技術已經進展到能調查如此細微的突變影響，這種能將相關基因所有的影響化為數值的技術，稱為多基因風險評分（PRS）。然而在這樣地毯式的調查後，目前所知基因對過動症發病的影響，在兒童期延伸至青年期的持續型為百分之二十五至二十六，兒童期局限型則僅有百分之二[21]。

就算具備特定的基因也不代表會立即發病，但目前的研究成果根本還談不上這點，而是就算將所有的微小突變都加起來，還是難以預測風險。最近，乳癌與前列腺癌等疾病已開始利用基因檢測預測發病率，診斷的準確度逐漸提升，但在過動症方面，目前的精確度實在不算高。

如今即便檢查了腦神經也檢測了基因，仍然無法診斷出過動症。使用磁振造影與近紅外線光譜儀等大腦攝影檢查，以及腦波與基因檢測後，並未發現過動症固有的異常，也無法幫助醫師做出正確診斷。也就是說，目前仍未找到過動症特有的生物指標（biomarker，可確實診斷為該疾病的症狀或檢查結果）。

這些研究反而呈現出一個愈來愈明確的形象，那就是過動症是一種非常多樣化的集合，其中不僅關係到複數基因，也受到環境因素的強烈影響。

19 Li et al., "Meta-analysis shows significant association between dopamine system genes and attention deficit hyperactivity disorder (ADHD)." Hum Mol Genet. 2006 Jul 15; 15(14): 2276-84.

20 Nikolaidis & Gray, "ADHD and the DRD4 exon III 7-repeat polymorphism: an international meta-analysis." Soc Cogn Affect Neurosci. 2010 Jun-Sep; 5(2-3): 188-93.

21 百分之二十五至二十六這個比例是過動症中由幼兒期開始並持續到青年期的類型。到了青年期就會改善的兒童期局限型的多基因風險評分僅有不到百分之二。在過動症案例中佔的比例則是後者比前者高出約一．五倍，與雙胞胎研究算出的遺傳率則有更大的差距。

基因帶來的影響除了單一基因之外，也必須考量數個基因組合後產生的效果。舉例來說，追求新奇刺激的傾向與自制力較低的傾向，在任一個基因單獨存在時只會稍微提高過動症的風險，但若兩個基因組合起來，就會產生相乘效果，可能使過動症風險大幅提高。不過，雙胞胎研究的結果顯示每個基因合計起來的相加性因素具有非常重大的影響，即使扣除基因間的相乘效果也無法解釋這段差距。過動症以外的疾病也出現了同樣狀況，這種由雙胞胎研究算出的遺傳率差距稱為「遺傳率缺失（missing heritability）」，是讓專家也頭疼的一大問題。

即便如此，百分之七十六的遺傳率仍會讓人覺得這是一種基因佔極大因素的遺傳疾病。不過研究指出，肥胖（ＢＭＩ）的遺傳率其實也不相上下[22]。

遺傳率的疑問

令人懷疑的還有遺傳率的數值本身是否正確。如先前所見，將實際上的基因影響相加後，得到的結果與遺傳率相差極大。於是，一般計算遺傳率時所使用的雙胞胎研究法開始受到質疑。

雙胞胎研究調查的是同卵雙胞胎組及異卵雙胞胎組的發病率與症狀，計算其一致度，進而推測遺傳因素與環境因素的比例。當遺傳因素較重要時，兩組的差距會變大；環境因素較重要時，差距則會變小。

然而，這項研究方法有一個盲點，就是很難正確驗證養育環境造成的影響。雙胞胎研究的前提是同卵與異卵雙胞胎的養育環境相同，但若研究對象是異卵雙胞胎，則有一半的案例兩人的性別會不同，性格與能力也會和一般手足一樣有所差異，當兒子與女兒的性格與能力都不同時，父母還會用相同的方式養育他們嗎？

孩子的性格可能是神經質而難以取悅，也可能活潑開朗或穩重早熟，因此父母自然會用不同的方法對待不同個性的孩子。但雙胞胎研究是以同卵及異卵雙胞胎的養育環境相同為前提來計算遺傳率，當父母的教養方式不同時，發病率與症狀就會被歸因為遺傳因素與養育環境之外的環境因素（非共通環境因素）。

更麻煩的是，父母與子女間有一半的基因相同，因此許多親子都擁有類似的性格特質，無法避免兩者之間的交互影響。舉例來說，當親子都是神經質而難以取悅的個性，彼此便很容易鬧僵。如果是其他父母，可能就會用完全不同的方式教養子女，這一點實際上屬於養育因素（環境因素），但在一般的雙胞胎研究中則被歸類為遺傳因素。

不僅如此，許多研究都是交由父母來判斷孩子的狀態，而且提供的調查表幾乎都只需填寫症狀的有無與程度，這種方法會造成對比效應（因測量者而產生的偏差），容易凸顯手足之間的差異。當這些差異被放大時，遺傳因素的佔比也會增加。

22 Robinson et al., "Genotype-covariate interaction effects and the heritability of adult body mass index." Nat Genet. 2017 Aug; 49(8): 1174-1181.

事實上，這些偏差可以用更精準的研究方法來避免，目前已有研究顯示，請學校教師而非父母來評量孩子，或是採用客觀的評量方法（在手腕上配戴活動記錄器，量測是否有過動情形），遺傳因素便隨之下降，而在其他研究中統計結果趨近於零的共通環境因素（相當於養育因素）更上升至百分之三十到六十[23]。

此外，一般所說的遺傳率計算前提，是假設基因間的相互作用、基因及環境的相互作用均不會造成影響。然而實際上，這些影響雖然小卻是存在的，忽略它們會造成計算出的遺傳率偏高。有些研究甚至忽略手足間具備的共通環境因素，一開始就未列入這些條件，自然也會造成計算出的遺傳率偏高。

如此一來，就容易低估養育因素，而將遺傳因素看得太重，百分之七十六的遺傳率很可能就是這麼灌水灌出來的。

想正確計算遺傳因素與養育因素的關係，光靠一般的雙胞胎研究往往會遭遇瓶頸。要算出更正確的遺傳率必須同時採用所謂的「養子研究」，像是調查同卵與異卵雙胞胎在不同的家庭環境長大時，症狀與發病率一致的程度高低[24]。

不過，這項方法也有它的問題。以過動症而言，被收養的孩子發病機率會大幅增加[25]。

為了突破這種限制，學界開始了一種全新的嘗試。近年，不孕治療逐漸普及，有愈來愈多女性接受別人捐贈的卵子，並在人工授精後植入自己的子宮孕育胎兒，這就像收養的孩子一樣是從中途開始養育，可以阻絕生母的影響。胎兒的遺傳母親與養育母親是不同的兩個人，藉此分析兩位母親誰對孩子的影響較強，也就能明確得知先天（基因）與成長（養育環境）哪個因素比較重要。

---

23 Wood et al.,"Rethinking Shared Environment as a Source of Variance Underlying Attention-Deficit/Hyperactivity Disorder Symptoms: Comment on Burt(2009)." Psychol Bull. 2010 May; 136(3): 331-40.

24 在實際案例上，以一般的雙胞胎研究調查人格障礙的遺傳因素，結果發現遺傳率相當高，約為五至六成。然而，再次調查分開養育的同卵雙胞胎後發現，遺傳因素的影響非常小，反而是養育等環境因素呈現壓倒性的高影響率。但目前學界幾乎沒有這樣的研究，一般養子研究都是將養子及養父母、親生子女及親生父母分開比較一致率。不過，在註25中會提到，這種研究方法其實也暗藏陷阱。

25 舉例來說，以下的研究結果該如何解釋才合理？一份養子研究指出，當養子被診斷出過動症時，養父母也有百分之六被診斷為過動症。另一方面，親生子女診斷出過動症時，親生父母則有百分之十八被診斷為過動症。另外，沒有過動症的孩子，親生父母也有百分之三診斷為過動症。根據這份調查結果，論文的作者做出過動症與遺傳因素有關的結論。由於親生父母的過動症罹患率是養父母的三倍，因此作者認為遺傳因素較大。然而，真的可以這樣推論嗎？我們或許可以假設成為養子這件事不會影響過動症的發病率，但近年的研究已經發現，成為養子的孩子因依戀障礙或受虐造成類似過動症的機率是親生子女的三倍至五倍（參照第六章）。若省略詳細計算，假設養子的過動症機率為三倍，則養子與養父母的一致率就是三分之一。前述研究之所以得到親生父母的一致率是三倍的結論，難道不是因為養子與養父母的一致率是三分之一嗎？

英美各地的研究者有此構想後，便組成研究團隊，針對接受捐卵的婦女與生產後立刻出養的案例，調查遺傳母親與養育母親哪一邊與孩子的過動症症狀有關。結果十分出人意料——遺傳母親的過動症症狀與孩子完全無關，只有養育母親的過動症症狀在統計學上出現明顯的關聯[26]。

這項事實顯示，過去許多被認為是遺傳的部分，其實可能是由於養育孩子的父母具有某種特質而造成的。也就是說，有過動症的父母容易養育出有過動症的孩子，原因或許出在患有過動症的父母養育孩子的方式，而非孩子繼承了父母的過動症基因。

如果這個研究結果屬實，代表「過動症是遺傳性極高的神經發展障礙」這個概念，可能只是雙胞胎研究的盲點所造成的假象。

行為問題與過動症是兩回事？

在這一章結束前，我還有另一件事想與各位分享。

一種疾病的遺傳率通常是固定的，一般而言，不同年齡的遺傳率只會有極細微的差距，然而，過動症患者的年齡只要稍有差異，遺傳率就會有很大的變化。一份以四百至五百組雙胞胎為對象的研究，在十二歲、十四歲與十六歲時分別計算過動症症狀的遺傳率，發現這三組對象在注意力不足這部分的遺傳率幾乎完全相同，但過動與衝動的遺傳率在不同的年齡層卻有很大的變化，在十二歲時超過百分之七十，十四歲時為百分之三十一，十六歲時則為百分之四十二，與十二歲時相比呈現大幅下降的趨勢，而共通環境因素（相當於養育因素）則上升到百分之五十，顯示環境因素的重要性超過了遺傳因素。在這種情況下，我們還能說這三組對象得的是同一種過動症嗎？

在之前的章節已經提過好幾次，過動症的症狀與「行為問題」的嚴重程度未必一致。注意力不集中與過動等過動症症狀雖然也會帶來生活上的困擾，但真正對社會生活造成嚴重影響的，是反抗與攻擊性等行為問題。

26 Harold et al., "Biological and Rearing Mother Influences on Child ADHD Symptoms: Revisiting the Developmental Interface between Nature and Nurture." J Child Psychol Psychiatry. 2013 Oct; 54(10): 1038-46.

然而，在出現這些行為問題的過動症患者身上，遺傳因素的關聯性只有不到百分之十，環境因素的影響明顯較為強烈[27]。

活潑好動且容易受到新奇的事物吸引，這種特質或許可以歸類為具有高度遺傳性、先天因素較強，不過，其實也有許多人靈活運用這種特質，活躍於各個領域，因此不需將其當成一種障礙。實際上，確實需要治療的是反抗與攻擊性等行為問題嚴重的個案，但當這兩種類型都被診斷為過動症、以同樣的方式處理時，會不會反而掩蓋了真正阻撓人生的絆腳石呢？

診斷上的混亂失序

接著整理一下本章的重點。

目前定義為過動症的症候群，真面目其實非常模糊，即使透過腦部攝影與基因解析，要找到診斷的確實根據仍然十分遙遠。「過動症是一種神經發展障礙」的概念，則是將過動與注意力缺失等常見的症狀與腦炎後遺症等腦神經功能障礙結合，將過動症當成一種先天性神經功能障礙，然而支撐這項前提的證據可說只有一個，那就是過動症的高度遺傳率。

不過，計算出高度遺傳率的研究其實有方法上的盲點，當實際上的遺傳因素並沒有這麼大，而養育因素等環境影響及其相互作用較大時，至今將過動症當成一種神經發展障礙的想法就必須大幅度修正。

而且，青春期以後的案例及伴有行為問題的過動症患者，即使在雙胞胎研究中也呈現出與環境因素較大的關聯。若是將這些案例診斷為遺傳性強的神經發展障礙，不但欠缺根據，也會忽略了真正的原因，反而愈來愈難解決問題。

而實際上的診斷過程也十分啟人疑竇，恰恰反映出這種混亂的現況。目前的診斷根據是由本人或監護人、教師提供的資訊中整理出症狀與經過，再搭配注意力及處理能力等認知功能檢查。

令人驚訝的是，按照DSM的最新診斷基準，將患者診斷為過動症並不需要進

27 Hur, Y. M.,"Genetic and environmental etiology of the relationship between childhood hyperactivity/inattention and conduct problems in a South Korean twin sample." Twin Res Hum Genet. 2015 Jun; 18(3): 290-7.

行檢查，只要經由本人或監護人、教師的陳述即可。實務上也有不少醫師使用比診斷基準更加簡便的問卷，只要勾選就能完成診斷。

有良心的專家當然不會只靠問卷就診斷，而是會透過檢查找到客觀的根據。然而，診斷基準本身看的是症狀，而不是檢查結果，若陳述的症狀與檢查結果不一致，診斷將以前者優先。這種判斷方法造成了十分詭異的情況。

相信許多人都認為過動症患者在注意力與處理速度的測驗中，得分一定會比較低，很容易藉此辨別他們與一般人的差異。

但事實上，被診斷為過動症的人做完處理速度與注意力的測驗後，得分低於平均值的人數雖然多，但仍有約三分之一的人得分高於平均值，其中還有得分遠高於平均值，卻仍然被診斷為過動症的人。不少人在測驗中發揮了比平均值更出色的能力，但本人與家人、老師卻在生活中深感困擾。

下一章我將介紹這種充滿矛盾的狀況，以及實際的診斷情形。

4 症狀診斷的危險性

過動且注意力不足的男孩

我在前一章已經說明，過動症的真面目其實並不明確，基因與腦部攝影都無法成為診斷的決定性依據。而且目前光憑症狀與經過，根本不需要檢查就能進行診斷，反而使情況更加混亂。

本章將說明我個人是如何進行過動症的診察，以便從中思考由症狀進行診斷的盲點。接受診察的人如果知道醫師是著眼在哪裡、調查了哪些項目及如何判斷後，或許也可以當成參考。

小學二年級的Y小弟是由母親帶來就診的。他的班導說他毛毛躁躁、無法專心讀書，可能是過動兒，因此建議他來看醫生。

Ｙ小弟是個稚氣未脫的男孩，眼睛又大又圓，令人印象深刻。他有點不安地一邊看著我，一邊扭動身體。我問他喜歡什麼，他拿出很寶貝的遊戲卡給我看，再問他這是什麼，他便如數家珍地向我介紹怪獸的種類。

Ｙ小弟的母親含著眼淚說，知道自己懷了Ｙ小弟時，因為還想繼續工作，所以心裡一度有些猶豫。懷孕不是自己打從心底想要的，加上害喜很嚴重，她總覺得像是掉入了陷阱一樣。

剖腹生產後，看到兒子時，她並不覺得有多可愛。尤其Ｙ小弟十分神經質，照顧起來很辛苦，半年後當他進入托兒所，她很開心自己終於能回到職場。

Ｙ小弟在一歲以前發育得十分順利，學走路也很快，十個月大時就會走路。只是學會走路後反而更難照顧，大人一不注意，他就會馬上走遠，而且完全不怕生，不管對方是誰都會主動接近。有一次Ｙ小弟走失，母親找了半天才找到他時，他正在喝陌生人給的果汁。

然而，Ｙ小弟有些過度敏感，而且情況愈來愈嚴重，例如害怕吸塵器的聲音而不敢靠近，或是以前很喜歡狗現在卻不敢摸，但每次健康檢查時都沒聽說他有任何異常。

Y小弟滿三歲上了幼稚園後，因為毛躁好動且老是動手動腳，經常惹上麻煩，例如搶同學的玩具或是打打鬧鬧等，整天都得不停向人道歉。

Y小弟的母親原本以為他長大後就會比較穩重，但上了小學後，他卻還是漫不經心，不聽人說話，常被老師糾正，課業進度也落後了。升上二年級後，班導換成一位嚴格的女老師，常斥責Y小弟「你已經不是一年級了」，Y小弟因此開始抗拒上學。

聽了母親的陳述後，我請她填寫調查表，以便進一步評估Y小弟是否有過動症症狀。調查表也就是一般所說的篩檢，共包含約二十道題目，例如「手腳經常動來動去，坐在椅子上也會扭來扭去」、「無法安排功課與課外活動的優先順序」、「在問題問完前就搶著回答」、「耐不住性子等待」等，並從四個階段中勾選這些狀況發生的頻率。

計分分為「過動與衝動」以及「注意力缺失」，並按照性別與年齡算出百分比。這是因為光靠分數來區分是否為過動症，就會淪為黑白二分法，但實際上過動症並

圖 4-1

注意力缺失及過動、衝動

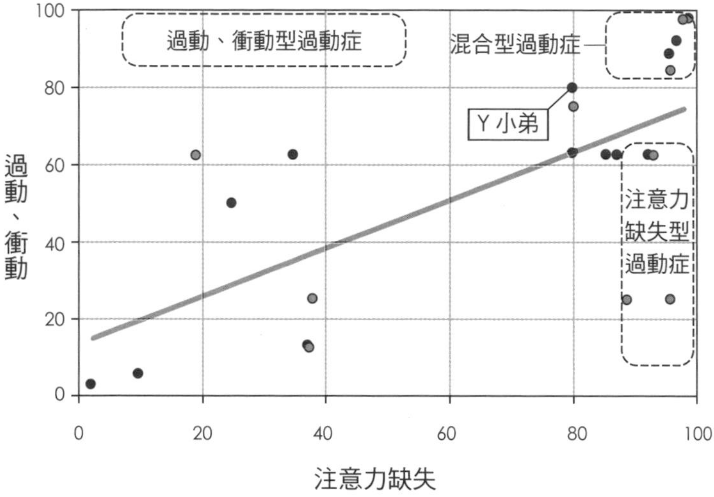

不是非黑即白、可以清楚區分的問題，必須以百分比來掌握症狀的嚴重程度，才符合現實狀況。

Y小弟的調查表結果顯示他的注意力缺失為百分之八十，過動與衝動性也是百分之八十，代表在一百人中，狀況的輕微度為第八十位，嚴重度則是第二十位。

當然，調查表依據的是Y小弟母親的看法，光憑這張表無法保證診斷的客觀性，因此也必須請學校老師提供意見、查閱聯絡簿，或是實際測試Y

小弟的認知功能、處理能力與注意力，盡量收集客觀的證據。

在判斷基準上，過動症的盛行率約為百分之五，因此百分比在百分之九十五以上的人即可能患有過動症疾患，若是落在百分之九十以上，則可以評斷為具有過動症傾向。根據Y小弟的調查表結果，只能看出他稍有注意力缺失與過動、衝動的傾向，但還不到疑似過動症的程度。

附帶一提，圖4-1是由疑似過動症或發展障礙而前來就診並進行篩檢的兒童中，隨機抽出約二十位的統計結果。

橫軸是注意力缺失，縱軸則是過動與衝動的百分比，以此顯示各案例的分布。注意力缺失與過動、衝動呈現明顯的正相關（虛線是用來觀察整體傾向的近似曲線）。其中兩種傾向都很強的類型稱為「混合型」，是過動症的核心類型。

有些案例只有注意力缺失的傾向較強，過動與衝動性則不明顯，稱為「注意力缺失型」；另一種更少出現的類型，則是過動與衝動性高，注意力缺失則不明顯，稱為「過動、衝動型」[1]。

1 與混合型比較，注意力缺失型或過動與衝動型案例中較容易混有疑似過動症。兒童常會出現疑似過動症症狀的問題則有自閉症、焦慮症與依戀障礙等。

從這張圖可以看出，疑似發展障礙與過動症而前來就醫的案例中，真正可能患病的並不多。注意力缺失及過動、衝動的百分比都在百分之九十五以上、可能患有混合型過動症的，僅佔其中的一成左右。

因此，重要的不是有沒有注意力缺失或過動、衝動傾向，而是這種傾向的程度在一百人中是佔百分之一、百分之五還是百分之十。

真正的問題是什麼？

然而，就算Y小弟的症狀並沒有嚴重到算是過動症，他也確實在生活中遇到了困難。為了照顧開始抗拒上學的Y小弟，他的母親正在煩惱是否該辭掉工作。我則請他做了進一步的檢查，以便釐清真正的問題。

做完檢查後，發現了幾件重要的事實。首先，Y小弟的智商比平均值（一〇〇）高出許多。知道這一點之後，最驚訝的是他的母親。Y小弟雖然跟不上課堂進度，但他的智商超過一二〇，語文理解得分更逼近一三〇，知覺組織的分數也超過一二〇，反觀工作記憶與處理速度則只有一〇〇出頭，得分與平均值差不多。

在處理速度的測驗中，包含兩道與注意力相關的題目，其中一道是請他按照順序作業，藉此評估逐次處理的能力。這道題目需要依序專注地進行每一項作業，得持續集中注意力；另一道題目則必須同時進行幾項判斷（同步處理），需要的是分配注意力的能力。

Y小弟的測驗成績顯示他維持注意力的能力非常優秀，但分配性注意力較差，因此處理速度的整體得分只比平均值稍高一些。過動症患者較差的能力多半是前者，而Y小弟的測驗結果卻是相反的。

接著再進行注意力測驗以便進一步檢查，採用的是斯特魯普測驗，這項測驗的目的是檢測受試者能否在數項資訊中，集中精神注意到特定的內容（選擇性注意力）。舉例來說，題目可能會列出111、22、3333、44等數列，要求受試者回答數字的數量而非數值，但也可能請受試者先回答數值，再回答數字的數量，改變關注的方向，藉此提升測驗難度。

在請Y小弟做完三種檢查後，發現和剛剛做過的同步處理測驗一樣得分偏低。因此從測驗結果可以看出，Y小弟的注意力問題不是無法集中，而是選擇性注意力與分配性注意力較弱，不擅長在繁雜的資訊中集中精神關注重要的部分，或是切換應該注意的目標。

注意力缺失也有各種類型

過動症看似單一種類的疾患，但該如何理解其中注意力缺失與過動、衝動的關係，一直以來都引發諸多爭議。

由過動症的歷史來看，一開始引人注目的是過動症狀，之後才有較強勢的意見主張它本質上是一種注意力缺失障礙，兩者彼此拉鋸，過動症的病名也隨之變化。目前最有力的主張是，過動症的注意力分散度（容易改變注意目標）偏高，亦即關注的目標會不斷改變而無法維持，行動也無法持續，因此會有過動或衝動的表面特徵。

相對地，自閉症類群障礙患者多半有選擇性注意力與分配性注意力明顯偏低的傾向。對發展障礙有基礎概念的人，大概能看出Y小弟的狀況與其說是過動症，其實更接近自閉症，有些人或許還能聯想到智商與語言能力都很優秀的亞斯伯格症。單方面述說自己有興趣的事物、過度敏感、遇到預料之外的事情會十分恐慌，這些也都是自閉症的特徵，有些自閉症患者小時候同樣會有過動傾向，或是膽子大、不懂得害怕。Y小弟其實是典型的自閉症生長歷程，但許多症狀輕微的自閉症案例往往不會被發現，或是常被誤認成過動症。

自閉症患者的選擇性注意力之所以容易被妨礙，是因為自閉症本質上是一種感覺過敏障礙。舉例來說，對聲音過度敏感的人就像是在耳朵上裝了一個大天線，連不需要的資訊都會接收到，因此無法將注意力集中在重要的目標上。

另一方面，注意力的分配又是怎麼回事呢？自閉症另一個本質上的障礙，就是對單一事物有著強烈的執著，不擅長切換目標，因此容易過度集中，常常聽不到別人的聲音。Y小弟可能也是因為這項特質，才導致智商雖高，卻老是漏聽重點而跟不上課堂進度。

只著重注意力缺失的面向，便很容易把自閉症誤認為過動症。許多案例就是因為小時候過動與衝動的症狀較顯著，因而被診斷為過動症，長大之後才發現其實是自閉症。

圖 4-2

注意力缺失與處理速度的關係

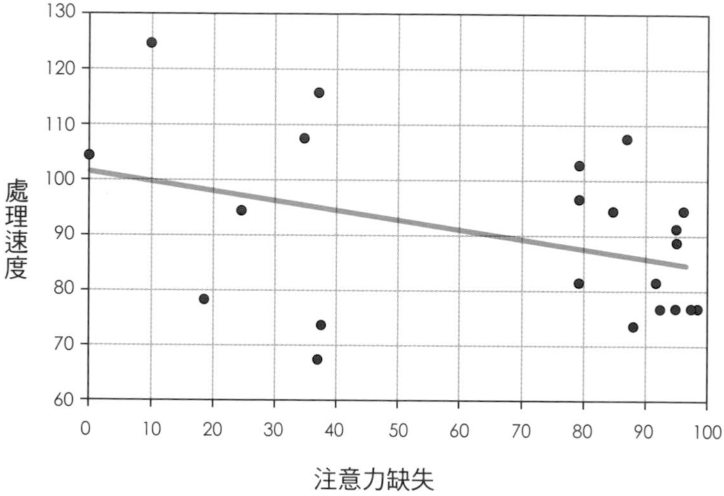

然而，光憑注意力缺失的症狀就診斷為過動症、開立過動症藥物，就像看到患者發燒就認為是細菌感染，輕易給予抗生素一樣。近來我在臨床上經常遇到過動症藥物無效，或是服藥後症狀反而惡化的案例。中樞神經興奮劑對過度敏感引發的選擇性注意力障礙會造成反效果，第一章提到的六十四歲男性患者就是這樣，因此或許必須服用改善感覺過敏的其他藥物才有效。當藥效不如預期時，我們就應該思考是不是真的患有過動症。

不能只著重注意力缺失這項症狀的話，又該憑什麼依據來診斷為過動症呢？就算沒有正確的生物指標，難道連可以參考的客觀指標也沒有嗎？

直到最近為止，過動症其實都被當成一種工作記憶（暫時性記憶）的障礙，現在也還有書籍或專家贊成這種說法，然而目前這種說法已經遭到否定，認為工作記憶障礙是來自與過動症合併發生的學習障礙。

為了確認真相，有研究將患者分為單純的過動症與過動症合併學習障礙兩組，進行智商測驗[2]後，發現只有合併學習障礙組有工作記憶能力偏低的情況。此外不論有無合併症，只要是過動症患者都會出現的特徵則是處理速度能力偏低。

圖4-2是疑似發展障礙的兒童測出的注意力缺失（百分比尺度）與處理速度（標準化指數）的關係圖（直線是用來觀察整體傾向的近似曲線），圖中可以看出注意力缺失的程度較高時，處理速度也會跟著降低。注意力缺失百分比在百分之九十以上的兒童，處理速度都只有一〇〇以下，其中許多人更只有八十以下。過動

2 Schmidtendorf et al.,"The performance of children with AD(H)D according to the HAWIK-IV." Z Kinder Jugendpsychiatr Psychother. 2012 May; 40(3): 191-9.

與衝動及處理速度的關係也是如此。

處理速度偏低容易造成生活與學習上的困難，由這一點來看，在區分注意力缺失只是一種特徵或是已經成疾時，便可以將處理速度當成其中一個指標。

將優秀的特質當成了障礙？

診斷成人過動症時更會遇到嚴重的矛盾。

圖4-3是篩檢成人過動症使用的A－ADHD（勾選表）得分與處理速度的關係圖。原本認為過動症症狀愈強，處理速度就愈低，其指數（處理速度）也會跟著降低。但實際上，在具代表性的兒童過動症病例中，處理速度就比平均值低了十分左右，因此兒童過動症患者會有做作業很花時間、錯誤也比較多的問題。

然而，疑似患有過動症的成人，卻如圖所示，出現過動症篩檢的得分愈高、處理速度就愈高的正相關現象。

也就是說，處理速度快、思考反應快、動作也快的人，反而會呈現與過動症相

圖 4-3

A - ADHD 得分與處理速度

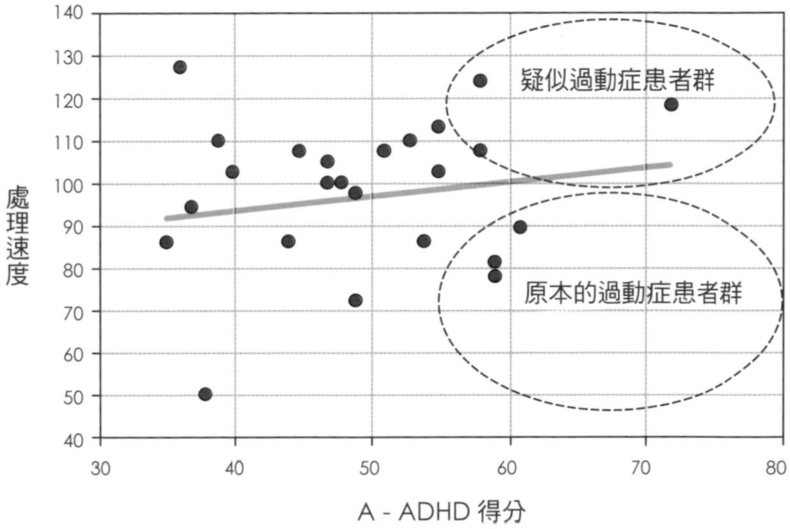

似的狀態，導致測驗得分變高，也更容易被診斷為過動症。尤其是只靠篩檢結果就診斷的狀況，更容易導致過度診斷——但這些優秀的特質不該被當成障礙。

至少我們必須確實進行檢查，評估處理速度後，再評斷到底是疾患還是本人的特質。

舉例來說，智能障礙是一種極具代表性的發展障礙，其評斷基準便是在智力測驗中得分比平均值低兩個標準差（在智力測驗中，相當於智商未滿七〇，百分比為後百分之二・三）。還不到智能障礙，但得分比平均值低一個標準差以上（智商七〇以上，未滿八十五，百分比為後百分之十三・六）的，則稱為邊緣性智能。各種程度的障礙都需要相應的支援，過動症也必須建立客觀的評斷基準，若要評估障礙程度，能夠反映實際作業能力的處理速度應該也會成為基準之一。

但我其實經常遇到前來尋求第二意見的患者，從他們口中發現，許多人都沒有做過包括處理速度在內的發展檢查，甚至任何檢查都沒做就被診斷為過動症。目前的診斷過程並不需要發現足以確認為過動症的特殊症狀，儘管任何人都可能出現注意力不足與過動症狀，但只需評估這些情況有多嚴重、對實際生活造成多大的問題，就能做出診斷，不需要測驗結果來證明。也就是說，目前醫界看待過動症的態度，就像允許醫師只看症狀（與造成的生活問題）就診斷兒童是否有智能障礙，過程中不需要智力測驗，而是以本人、家人與教師的印象來判定。

與過動症難分難解的狀態

還有一個問題，是症狀與過動症類似、難分難解的疑似過動症，往往也會被診斷成過動症。先前提到的三個世代研究顯示，成人的過動症有九成實際上都不是過動症，而是焦慮症或情感性疾患等其他原因造成。然而，只要出現粗心大意、周遭環境髒亂不收拾等症狀，不論有無合併症，醫師多半都會開立過動症藥物。要是這些藥物能改善症狀也就罷了，但若患者有其他問題，又未獲得正確的診斷與治療，那就只是治標不治本。

另一個助長這種狀況的原因，就是不論服用者有沒有過動症，中樞神經興奮劑都具有暫時提高注意力的效果。也就是說，服用過動症的藥物有效代表患有過動症，這種論點是無法成立的，因為健康的人服用中樞神經興奮劑也一樣有效，所以才會有學生在考試前濫用。不過，它的效果是暫時的，不但無法解決真正的問題，長期服用還可能使焦慮或憂鬱更加嚴重。

另一方面，醫界也有以過動症來概括說明兒童行為問題的傾向。然而，行為問題愈嚴重，其中的環境因素就比遺傳因素愈重要，事實上，許多兒童的問題都是在反映環境因素。也有不少父母或老師本身過度嚴格，讓原本沒什麼問題的孩子出現反抗心理，卻又轉而求助「醫學診斷」。要父母或老師改變孩子的教養環境，不但會讓醫師無用武之地，接受度也不高，將孩子診斷為過動症並開立處方藥，才是皆大歡喜的選項。這是將非過動症患者貼上過動症這個淺易標籤的最後一步，醫師的診斷提供判斷依據，助長了這種情勢。

還有一種容易與過動症混淆、必須特別注意的狀態，就是自閉症。許多案例明明是自閉症合併過動症，卻意外地只被診斷為過動症，結果服用過動症藥物仍無法改善，某一場研討會甚至發生過成人過動症的名醫將明顯是自閉症的案例當成過動症來介紹，被聽眾當場提出質疑。就連首屈一指的名醫都會發生這種事，證明要是只看到注意力缺失，就會忽略重要的關鍵。自閉症也有擺動身體、在同一個地方來回踱步等重複同樣行為的症狀，有些因此被誤認為過動症，但出現注意力不足或過動症狀時，若同時有過度敏感或強烈執著的徵兆，就必須仔細評估是否為自閉症。

青年期之後常見的狀況還有網路或遊戲成癮。一天玩十個小時遊戲的人並不少見，這些人接受檢查時，也會有注意力與處理速度降低等與過動症相同的特徵。睡眠不規律不但會引發注意力缺失，還會造成前額葉功能低下。

酒精與藥物成癮也會引發成人的疑似過動症，其中除了安眠藥與鎮靜劑成癮外，抗過敏藥與止痛劑有時也會影響注意力等認知功能。容易由心理創傷等引發的解離症亦會造成發呆茫然、忘記自己做過的事等症狀，易與過動症混淆。

讓情況更加複雜的，是虐待或照顧者更替等教養因素同樣會造成與過動症難以區別的症狀，甚至會在幾年後才開始出現注意力缺失的現象，不僅症狀相似，連大腦的狀態也難以和真正的發展障礙區別。小時候遭受虐待或忽視的人會出現神經網絡統合異常，即使觀察大腦神經纖維的分布，也無法清楚分辨哪些案例是遭受虐待、哪些是發展障礙。

近年已有研究證實，惡劣的教養環境不但會影響大腦功能，還會造成其結構異常。舉例來說，在寄養機構長大的孩子，大腦白質神經纖維的分布會較為紊亂，嚴重度與在機構內生活的時間長短有關，但也與注意力缺失及過動等症狀有關[3]。

3 Govindan et al.,"Altered water diffusivity in cortical association tracts in children with early deprivation identified with tract-based spatial statistics(TBSS)" Cereb. Cortex. 2010 Mar; 20(3): 561-69.

這些事實顯示，疑似過動症與真正的過動症不但非常難區分，而且前者導致的問題經常比後者更嚴重。相比之下，遺傳性強的單純過動症反而會顯得像健康孩童一樣，如果是因為外在環境認為他們有問題，才將這些孩童的特徵視為障礙，和過動症被視為遺傳性強的診斷概念反而會自我矛盾。

然而，目前被診斷為過動症的人數卻不斷膨脹，彷彿這些矛盾都不存在。這種現象背後其實是混亂失序，導致醫師的診斷漸漸失去根據，機械性的診斷與開立處方卻愈來愈多。下一章我將集中探討藥物療法，其可說是將氾濫性診斷正當化的真正目的。

5 過度依賴藥物治療的真相

對過度診斷與過度開藥的疑慮

如前所述，過動症沒有可供診斷的特殊症狀，就算做檢查也找不到證據，且醫界並未規定診斷前一定要進行注意力與處理能力等客觀評估，而是只要有症狀就能確診，有不少被診斷為過動症的病人其實只填過簡單的問卷。

只要是活潑一點的孩童都會在這份過動症篩檢的問卷中被打上許多勾勾，內容則全部都是詢問某項行為的程度高低，而所謂的程度，卻是一種非常主觀的印象。

曾有一位美國的特教老師表示：「要說有人完全不符合這份問卷的項目，那應該只有耶穌基督吧。」[1] 也就是說，除了「模範生」之外，每個孩子多少都會符合問卷中描述的狀況。

用這種基準診斷「障礙」並開立具有相當風險的藥物，不就是假借醫學之名，干涉個人的個性與自由嗎？

美國有百分之六的孩童正在服用過動症藥物

目前全球過動症的盛行率有上升的趨勢，前此的流行病學調查顯示，兒童的過動症盛行率平均約為百分之五，但不同的國家或地區會有高低差異。在美國的最新調查中，二〇一五年到二〇一六年四歲至十七歲的兒少有百分之十・二曾被診斷出過動症，推測其中有百分之六・一正在服用藥物[2]。這個數字就算放眼全世界也非常突出。

二〇一七年底，以色列研究者公布了該國的過動症盛行率與服藥率，結果更加令人驚訝——二〇一四年在該國被診斷為過動症的兒童佔了百分之十四・四，正在服藥的兒童也高達百分之八・五[3]，兩者皆比過去十年間增加了超過兩倍。

早在過動症診斷病例遠比現今少的一九八〇年代，便有人指出過度診斷與過度開藥的危險性，就連最早提出過動症概念、熱切提倡藥物療法的艾瑞克·丹佛醫師都說過，領到處方藥的孩子裡有一半其實不需要服藥[4]。丹佛醫師要是看到了如今的狀況，不知道會作何感想。

先吃藥，才生病

由過度開藥的可能性來看，開發派醋甲酯（藥名：利他能）的瑞士藥廠汽巴（Ciba，後改名為汽巴嘉基）採用的銷售策略，一直以來都令人擔憂。

汽巴的策略過人之處是不光銷售藥品，還推廣過動症這個疾病的概念，並以各

1 Govindan et al.,"Altered water diffusivity in cortical association tracts in children with early deprivation identified with tract-based spatial statistics(TBSS)" Cereb. Cortex. 2010 Mar; 20(3): 561-69.

2 https://www.cdc.gov/ncbddd/adhd/data.html

3 Davidovitch et al.,"Challenges in defining the rates cf ADHD diagnosis and treatment: trends over the last decade." BMC Pediatr. 2017 Dec 29; 17(1): 218.

4 馬修·史密斯著，石坂好樹、花島綾子、村上晶郎譯，《過度活躍：過動症的歷史變遷》第四章。

種方法「啟蒙」大眾，告訴他們服藥後就能大幅改善病症，有時甚至用露骨的方式暗示吃了這種藥會變聰明、成績會變好。汽巴同時巧妙地將居於指導地位的醫師、研究者等專家拉進來，進而製造出現在這種教師、學校諮商師及監護人都積極尋求診斷與治療的局面。

臨床專家參與其他的藥物研究並不稀奇，但像利他能這樣大規模且廣範圍的業界合作非常少見，汽巴還會針對大眾出版品、電影製作、家長會等活動投入資金，致力將商品打入市場。

這樣的銷售策略在之後引發了問題，雖然受到規範控管，但利他能的使用量仍不斷增加。一九七〇年代初期，服用利他能的兒童從二十萬成長到三十萬人，根據報導，內布拉斯加州的奧馬哈更有百分之十的兒童都在服藥。但這不過是序曲，二十五年後的一九九五年，接受醫師開立利他能的兒童成長到十倍之多，達到二六〇萬人。

對藥效的疑慮

簡單來說，派醋甲酯的效用就是藉由阻斷神經元突觸，再次回收多巴胺與去甲基腎上腺素等神經傳導物質，進而提高其濃度與作用，藉此增強中樞神經的運作。這種藥劑稱為中樞神經興奮劑。

派醋甲酯對多巴胺的作用特別強烈，服用後不僅是前額葉皮質，連紋狀體與依核內的多巴胺濃度也會快速升高。紋狀體與依核是大腦內的獎勵系統，與快樂及意欲有關，當這些區域的多巴胺濃度提高時，便會產生提高意欲及大腦功能的正面效益，但同時也會有成癮的風險。服用派醋甲酯之後的反應與古柯鹼、興奮劑（甲基安非他命）相同，因此長期服用的安全性堪憂。

除了派醋甲酯外，後續還開發了兩種新的過動症治療藥，分別為阿托莫西汀與胍法辛。前者以選擇性阻斷去甲基腎上腺素再次回收的方式，提高去甲基腎上腺素的效能，對多巴胺類物質的效果較不顯著；後者則作用於神經細胞表面的腎上腺素受體，能提高前額葉皮質的效能，兩者與中樞神經興奮劑不同，稱為非中樞神經興奮劑，成癮的風險較小。

為了客觀評量派醋甲酯的效果與副作用，丹麥的十九位研究員統計了一八五件研究案例（受試者共有一二二四五位）[5]，參與實驗者的平均年齡為九．七歲，平均服藥期間為七十五天。從中可看出，短時間用藥的案例效果較佳，此外，受試者多半家庭年收入較高，社經階層也較有利。這項結果反映出受試者是較容易出現藥效的族群，與現實中的用藥族群可能有所差距[6]。

將所有研究平均起來，教師認為派醋甲酯有輕度改善學童症狀的效果，父母同樣也認為能獲得輕度改善，兩者都有統計學上的顯著性，但在科學品質的評量系統GRADE中卻都屬於「非常低」的範圍。

由結果來看，難以定論這篇論文的作者群是否找到了足夠的證據證明派醋甲酯的藥效。即使受試者是較容易出現藥效的族群，結果仍差強人意。

對身高與生殖機能也會產生影響？

那麼這些藥物會產生什麼副作用呢？過動症用藥的副作用多在於對食欲與消化

系統的影響，嚴重時甚至會導致患者無法繼續服藥。派醋甲酯是最具代表性的過動症用藥，服用者約有四成食欲減低，是最常見的副作用。

其他常出現的副作用有睡眠障礙（百分之十八・五）、頭痛（百分之八・三）、抽搐（百分之五・一）、發燒（百分之五・一），以及困倦、腹痛、浮動性眩暈、心悸與視覺障礙等。

至於較少見但嚴重的副作用則有焦慮或憂鬱、恐慌、神經過敏、多話，甚至會產生幻覺或妄想，也有案例在服用後引發精神病、癲癇、高血壓、心肌梗塞與猝死等[7][8]。

用於成人時，除了兒童會出現的副作用外，常出現的還有心悸（百分之二十一・七）與口渴（百分之十四・七）。此外，對成人來說較困擾的是服藥期間

5 Storebø et al.,"Methylphenidate for children and cdolescents with attention defiffcit hyperactivity disorder (ADHD)." Cochrane Database Syst Rev. 2015 Nov 25:(11): CD009885.

6 現實上，家庭經濟愈困難的階層被診斷出過動症的孩子比例愈高，且經濟困難的階層常有兒童虐待等問題，也有愈來愈多複雜案例難以斷定是單純的過動症。

7 Greenhill et al. 2002.

8 Graham & Coghill 2008.

禁止駕駛汽機車，因為派醋甲酯可能會引發暈眩、視覺障礙與困倦。

這種藥物副作用出現的機率頗高，幸而產生嚴重副作用的機率較低，不過短期內無法得知對大腦與成長是否有長期影響。

其中一項是因食欲減退對成長造成的影響。根據一份持續追蹤過動症兒童身高與體重兩年至四年，並按照是否服用派醋甲酯分組的研究[9]顯示，服藥的兒童身高成長比未服藥兒童少了一・八六公分，且服藥期間愈長，對身高的影響就愈大。此外，該研究的附件指出，服藥兒童有百分之十二出現體重減輕的現象。過動兒原本就有食量小、身材矮小的傾向[10]，若再因服藥對身體成長造成影響，實在令人憂心。

而更需要關注的是藥物對生殖機能的影響。有研究指出，服用中樞神經興奮劑三年以上的青少年（十四歲至十六歲），不僅身體成長受影響，生殖器的成長也較為遲緩[11]；另一份進行動物實驗的研究則顯示，中樞神經興奮劑可能會造成男性不孕[12]。若成長期間須長期服藥，就得仔細衡量其中的利弊。

長期服藥是否會影響大腦發育與功能，這一點也令人擔憂。目前因為醫學倫理規約以及實行上的困難，對這個議題並未進行充分的調查。

根據荷蘭烏德勒茲醫學大學（UMC Utrecht）研究團隊發表的研究報告，青年期的實驗白鼠服食派醋甲酯後就不再進行社會性遊戲[13]。這篇論文的作者群指出，社會性遊戲對社會化等發展指標有重要的影響，若派醋甲酯會抑制社會性的人際往來，就可能阻礙社會化。

一直以來，大眾只注意到服藥後的孩童會變乖巧，注意力也能集中，其實這不過是犧牲孩子獨有的特質，將他們塑造成大人容易掌控的樣子。就連一向對藥物十分寬容的荷蘭都對派醋甲酯懷抱強烈的警覺，這可說是一項值得注意的警訊。

9 Zhang et al.,"Impact of long-term treatment of methylphenidate on height and weight of school age children with ADHD." Neuropediatrics. 41(2): 55-9., 2010.

10 Ptacek et al.,"ADHD and growth: anthropometric changes in medicated and non-medicated ADHD boys." Med Sci Monit. 15(12): CR595-9., 2009.

11 Poulton et al.,"Growth and pubertal development of adolescent boys on stimulant medication for attention deficit hyperactivity disorder." Med J Aust. 2013 Jan 21; 198(1): 29-32.

12 Danborg et al.,"Impaired reproduction after exposure to ADHD drugs: Systematic review of animal studies." Int J Risk Saf Med. 2017; 29(1-2): 107-124.

13 Vanderschuren et al., "Methylphenidate disrupts social play behavior in adolescent rats." Neuropsychopharmacology. 33(12): 2946-56., 2008.

成癮與濫用的疑慮揮之不去

在副作用之外，藥物成癮與濫用的現象同樣令人擔憂。除了過動兒，許多難治型憂鬱症患者也會服用利他能，但其成癮與濫用造成了問題，故不得不嚴加管理。

若血液中的藥物濃度急速上升，或是血中濃度的高峰值愈高時，藥物成癮的危險性就愈高。因此藥廠經過改良，研發出血中濃度上升速度比利他能平緩的緩釋劑型，也就是目前使用的專思達，但也因為成癮的危險性降低、安全性提高，間接造成了如今爆炸性的普及。

目前醫界咸認在遵守使用量的前提下，過動症藥物不易成癮，濫用危險性不高。然而，部分研究者仍提出強烈的異議，也有些人為了大量使用，甚至刻意將緩釋劑型的藥錠磨碎後再吞服。

研究者與臨床學者的疑慮之一，在於雖然緩釋劑型已經普及，美國等地派醋甲酯濫用的案例卻仍日漸增多。

美國辛辛那提兒童醫院醫療中心（Cincinnati Children's Hospital Medical Center）的醫師們收集了一九九八年至二〇〇五年間全美的統計資料，分析其中十三歲至十九歲青少年因藥物濫用而緊急送醫的案例，發現由過動症藥物引發的比例在七年間增加了百分之七十五[14]。在整體案例件數持平的前提下，過動症藥物引發的緊急送醫案件顯得十分突出。美國將安非他命也當成過動症藥物使用，而安非他命本來就是一種容易濫用的藥物，其中就連比較安全的派醋甲酯製劑引發的緊急送醫案件也增加了百分之五十二。一般大眾可能不知道，日本已經在二〇一九年十二月開放兒童過動症患者使用安非他命，雖然規定十分嚴格，但仍有藥物濫用的疑慮。

另一份研究指出，有百分之十七的大學生曾經濫用醫師開立的過動症藥物[15]，主要目的是提升認知功能與學業成績。與一般藥物濫用追求的陶醉與快感不同，過動症藥物濫用者追求的是實際效益。

或許學生們想要的是「聰明藥」或「超人藥」，但中樞神經興奮劑不但有風險，濫用反而還會導致成績下滑，與原本的目的背道而馳。

14 Setlik et al.,"Adolescent prescription ADHD medication abuse is rising along with prescriptions for these medications." Pediatrics. 124(3): 875-80., 2009.

15 Benson et al.,"Misuse of stimulant medication among college students: a comprehensive review and meta-analysis." Clinical Child and Family Fsychology Review. 2015 Mar; 18(1): 50-76.

統計資料顯示，不僅大學生等青年族群藥物濫用問題嚴重，年齡更長的成年人也有愈來愈普遍的濫用趨勢。最近一份台灣的研究[16]指出，二〇〇六年至二〇一一年間，開立中樞神經興奮劑造成的濫用與緊急送醫中，未滿二十歲的青年組件數持平，成人的濫用件數卻增加了約百分之六十七，緊急送醫者更暴增了百分之一五六。令人擔心的是，對成人開立的過動症藥物愈來愈多，可能會使濫用情形更加嚴重。

隨著過動症藥物的資訊逐步在網路上流傳，最近連國中小學童都會前往醫療院所主動要求醫師開立藥物。

主訴「想讓成績進步」

國中二年級的男學生M小弟與父母一起前來諮詢，說他在考試時一直出現粗心的失誤，成績遲遲沒有起色，因而十分煩惱，常覺得煩躁焦慮，也影響了身體狀況。M小弟就讀的國中是當地首屈一指的私立名校，雖然他目前才國二，但已經快要上完國三的進度了。

M小弟拚命熬夜念書，卻達不到理想的成績，自己也十分懊惱，所以希望能吃藥改善注意力，讓成績進步。

M小弟就診時表現得相當成熟穩重，一點都不像是國二生，也能夠明確地表達自己的想法。我進一步了解後發現，他口中遲遲無法進步的成績其實排名中等，並不到多科不及格而必須留級的程度，只不過其他同學也都很優秀罷了。

詢問成長歷程後，得知他在出生前後並無異狀，健康檢查也沒有問題，但對事物較為執著，若不是自己喜歡的東西便不願接受，手也不太靈巧。他經常跟朋友一起玩，除了成績之外在學校並沒有別的煩惱。M小弟從小學三年級便開始補習，準備國中入學考試，五、六年級時就已經過著整天念書的生活。

16 Chen et al., "Prescriptions, nonmedical use, and emergency department visits involving prescription stimulants." J Clin Psychiatry.77(3): e297-334., 2016.

在進行詳細的發展檢查與注意力檢查後，測出M小弟的綜合智商與處理速度都超過一二〇，語文理解則將近一三〇，只有知覺推理的得分是一〇〇出頭，接近平均值。當發展檢查的項目中只有知覺推理較弱時，比起過動症，更有可能是亞斯伯格型自閉症，但M小弟的自閉症傾向十分輕微，整體而言並未嚴重到算是疾病，只能算是他個人的特質。

不過，M小弟的知覺推理得分不高，可以推測他無法完美應對高難度的數理問題，因為這些問題無法用知識彌補，必須以想像力來思考。他之所以在學業上遇到瓶頸，正是因為這項特質讓他在數學科無法考到高分，若是選擇文組，應該就能發揮很強的實力。

經過檢查，M小弟也沒有注意力過低的情況，甚至還十分優異，粗心失誤與其說是過動症狀，不如尋找其他原因。詢問M小弟的睡眠時間，他回答五小時左右，可見有慢性睡眠不足的狀況。

由M小弟本人的基準與狀況判斷，雖然他非常希望藉由服藥減少粗心失誤、提高課業成績，但他的處理能力已經落在前百分之五，若將他判斷為障礙，那麼其餘百分之九十五的人都該服藥了。

大眾對過動症及其藥物的認識逐漸普及，在這樣的情況下，不只是父母，連兒童本人都會主動要求服藥，本章一開始提到的以色列最新研究報告（參照第一〇〇頁）便堪稱全國性的證據。報告中指出，服用過動症藥物的兒童增加的幅度異常快速，已達到十年前的二・四倍，目前佔以色列所有兒童的百分之八・五。論文的作者群分析其中原因，認為這種現象與父母期待孩子成績進步的觀念有極大的關聯。其中一項根據，是過動症兒童的男女人數差距在近十年間大幅縮小。過去男童的過動症罹患率一直比女童高出許多，男女人數差距縮小，代表當中出現了過動症以外的變因。不過，除了該篇論文作者群指出的「為了提升課業成績而服藥」，可能也有其他引發疑似過動症的因素導致男女差距縮小，之後的章節會針對這一點進一步解析。

然而，確實有部分案例希望服用過動症藥物的動機是基於提升學業成績，而非改善症狀。

不論有沒有診斷出過動症，服用派醋甲酯都能有效改善工作記憶與處理速度[17]。之前的章節也提到過，服用過動症藥物有效，並不代表服用者真的患有過動症，而且這些其實只是短期效果，不見得能長期改善工作記憶與處理速度。

我也曾經遇過剛開始服用藥物時效果極佳、患者本人大為驚喜的案例，但藥效只是曇花一現，並無法長久持續。

成績進步後發生的副作用

T小弟讀小學時很喜歡漫畫和電玩，也常和朋友一起玩，是個活潑的男孩，雖然不擅長體育，但很會念書。升上小五時，他為了考國中而忙著補習，卻因為課業壓力和同學吵架，也不聽老師的勸告，不肯認錯。老師請母親到校，告知T小弟最近心浮氣躁，也不乖乖聽課，希望她能帶T小弟就診。母親在半信半疑之下帶T小弟前往醫院，結果醫師診斷為過動症，並開立派醋甲酯緩釋劑型。剛開始母親也心懷疑慮，但T小弟開始服藥後確實變得比較沉穩，本人也說吃了藥之後比較讀得下書。事實上，T小弟的成績大幅進步，連老師都大吃一驚，最後成功考上了國高中併設的升學名校。

然而，在學業順利的同時，T小弟開始喜歡獨處，不再跟同學一起玩。父母原本以為孩子是因為升學考試才發生這樣的改變，沒想到進入理想的國中後他也幾乎不交朋友，不是在讀書就是在看漫畫或打電玩，但成績卻從國一第二學期開始逐漸退步，吃藥也沒有效果，升上國二後又換了另一種過動症藥物，卻也不見效。雖然有驚無險地升上高中，然而缺席次數愈來愈多，最後不得不退學，改用函授方式受教。但一年來T小弟依然精神不濟，完全不跟朋友互動，把自己關在家裡不肯出門。

從T小弟的案例可以看出他不見得是真的罹患過動症，而且過動症藥物就算在初期有明顯的藥效，長期服用也會導致效果減低，負面影響則愈來愈嚴重。令人在意的是，服藥一段期間後可能會發生社會性活動減少、社會性下降與有氣無力等抑鬱症狀，畢竟其他中樞神經興奮劑會引發類似副作用已經是眾所皆知的事實。

17 Linssen et al.,"Cognitive effects of methylphenidate in healthy volunteers: a review of single dose studies." Int J Neuropsychopharmacol. 17(6): 961-77., 2014.

影響長期性改善效果的因素

過去針對服藥效果所進行的長期研究並不多，直到近年，才出現了幾份貴重的研究成果。

其中美國國家衛生研究院（NIH）的過動症追蹤研究MTA是一份十分嚴謹的長期研究計畫，規模也最大。研究中將五七九名被診斷為過動症核心「混合型過動症」的兒童（七歲以上，未滿十歲，平均為八・五歲）分成四組實施十四個月的初期治療，分別為「藥物療法組（服用派醋甲酯）」、「行為療法組」、「同時採用藥物及行為療法組」與「僅採用一般社區照護組」，之後研究對象則可自由選擇治療方法，並定期追蹤狀況。研究團隊以「混合模型法」這種高度的迴歸分析法來進行分析，目前已公布八年後的追蹤結果[18]，有些案例八年來都使用藥物療法，有些則從藥物療法轉換到行為療法。

報告指出，在初期治療結束時改善效果最佳的是「藥物療法組」與「同時採用藥物及行為療法組」，但三年後，這些小組就不再領先，到了六年後與八年後，任何一種治療法的效果都沒有統計學上的顯著差異。使用藥物療法的小組，一開始改善效果較佳，但中途會遇到瓶頸，最後被其他小組迎頭趕上。不論是症狀、學業成績、行為或認知功能，藥物療法的表現都沒有比其他治療方法出色。

明顯影響改善程度的變因是時間。藥物療法組多半是在最初的十四個月有較大幅度的改善，之後就一直持平或緩慢改善。

而影響長期改善效果的，則是治療開始三年內的改善狀況。第一年大幅進步，第二年與第三年也持續有所改善的族群，在八年後是改善效果最好的一群，約佔整體的半數；改善效果第二好的是第一年僅有些許效果，但第二年與第三年也有逐步改善的族群，約佔整體的三分之一；第三個族群則是在第一年效果極佳，第二年與第三年卻開始退步，第三年甚至回到和治療前差不多的狀態，佔整體的百分之十四，也是八年後改善程度最差的一組。

究竟是什麼因素讓改善狀況有所差異呢？和其他族群相比，預後狀況最好的族群在開始治療時，症狀程度與行為問題都屬於輕度，智商等認知功能也十分優異，

18 Molina et al.,"The MTA at 8 Years: Prospective Follow-Up of Children Treated for Combined-Type ADHD in a Multisite Study." J Am Acad Child Adolesc Psychiatry. 2009 May; 48(5): 484-500.

圖 5-1

治療法與 8 年後的改善效果（過動、衝動）

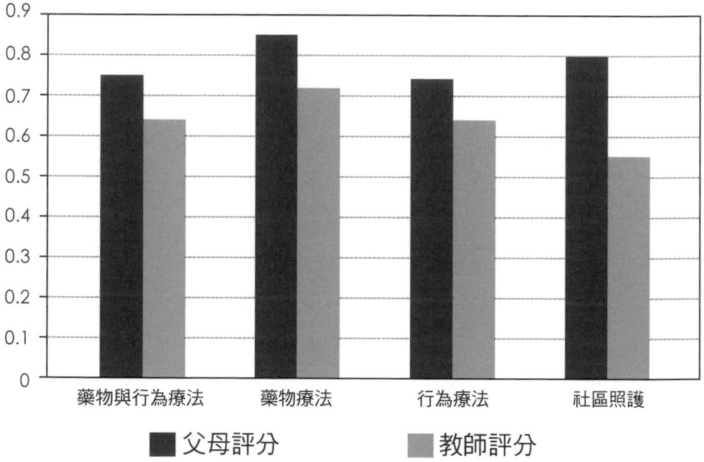

圖 5-2

治療法與 8 年後的改善效果（注意力不集中）

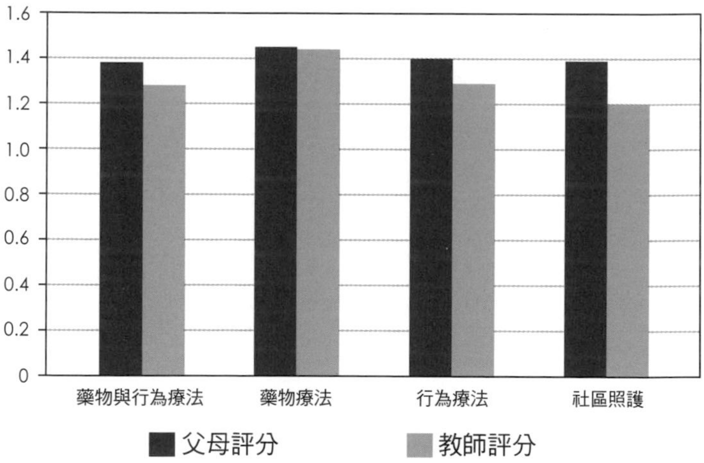

除此之外，這些孩童的雙親多半沒有離婚，經濟上也較富裕。也就是說，對過動症兒童的長期改善而言，障礙程度與家庭環境帶來的影響比治療方法更大。

這份研究還有另一個值得注意的部分，就是治療開始的六年後，採用不同治療方法的小組出現憂鬱或不安症狀的比例有很大的差異。只採用行為療法的小組出現憂鬱與不安症狀的僅有百分之四・三，藥物療法組有百分之十九・一，同時採用藥物與行為療法的小組則有百分之十七・七，後兩者的數值都是前者的四倍以上。在長期下來改善效果並無差異的狀況下，只採取行為療法而不進行藥物療法也是十分合理的選擇。

而且，選用藥物療法後若中途斷藥，症狀可能反而會惡化。根據一份針對服用中樞神經興奮劑的過動症兒童（七十九人）的五年期追蹤研究[19]顯示，兩年後仍規律服藥的有四十一人，另外約半數患者已經停藥或不定期服用，五年後規律服藥的只剩下十六人，約佔整體的兩成。按照醫囑服藥的患者，過動與注意力不足的症狀獲得了持續性改善，中途斷藥或不定期服藥的患者則有症狀惡化的傾向，此外食欲

19 Charach et al.,"Stimulant treatment over five years: adherence, effectiveness, and adverse effects." J Am Acad Child Adolesc Psychiatry. 43(5): 559-67., 2004.

減低等副作用五年後也並未消失。在這種情況下，治療者與監護人多半會猶豫是否讓患者繼續服藥。

二〇一六年，荷蘭發表了一份世代研究[20]，研究對象也是兒童，年齡比之前提到的美國MTA大一些（平均年齡十一．四歲）。這項研究調查了這些患者服用過動症藥物六年後的長期效果。

其中針對三四七位被診斷為混合型過動症的兒童進行了藥物療法，追蹤調查發現，服藥六年後，不論是過動症症狀的嚴重程度還是整體的精神功能，都沒有任何改善。

這幾份研究皆指出，藥物或許對兒童患者有暫時性的顯著效果，但當患者年齡增長、進入青春期後，藥效就會減低，完全無法期待其長期的效果。

事實上，以我的臨床經驗來說，得到家人與教師等身邊親友的理解與支持，以及選擇合適的升學與就業目標等其他因素，都比是否服用藥物更重要。即使選擇服藥，也得了解藥物無法解決所有問題，必須準備好適應斷藥後的生活，並找到能夠活用個人特質的方法。

成人服藥沒有明顯的效果

前面討論的是兒童服藥的成效，而針對成人過動症，則有研究指出，服用藥物連短期的改善效果都不易獲得。

舉例來說，圖5-3和圖5-4是最近荷蘭所進行的研究結果。這份研究比較了兒童與成人服用派醋甲酯與安慰劑的效果，並持續追蹤一段時間（縱軸是以主觀方式評量症狀嚴重度，得分愈低表示藥效愈佳）。其中顯示兒童服用安慰劑幾乎沒有效果，只有服用藥物才會有效，且服藥初期就出現明顯的效果，一段時間後藥效更佳，停藥後改善效果便跟著減弱。

另一方面，成人服用安慰劑的效果相當顯著，服藥八週後，安慰劑的改善效果與真正的藥物已經沒有統計學上的明顯差異。

這篇論文的研究者認為光憑主觀印象很難判斷藥效，因此採取調查大腦血液流

20 van Lieshout et al.,"A 6-year follow-up of a large European cohort of children with attention-deficit/hyperactivity disorder-combined subtype: outcomes in late adolescence and young adulthood." Eur Child Adolesc Psychiatry. 2016 Sep; 25(9): 1007-17.

圖 5-3

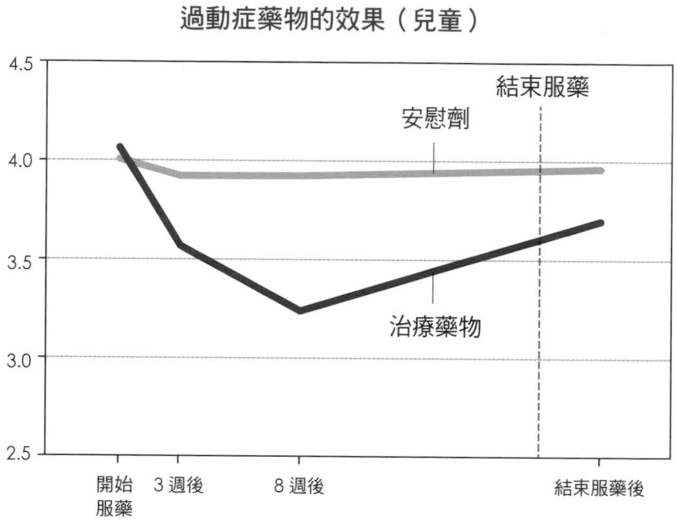
過動症藥物的效果（兒童）
4.5
4.0
3.5
3.0
2.5
結束服藥
安慰劑
治療藥物
開始服藥
3 週後
8 週後
結束服藥後

圖 5-4

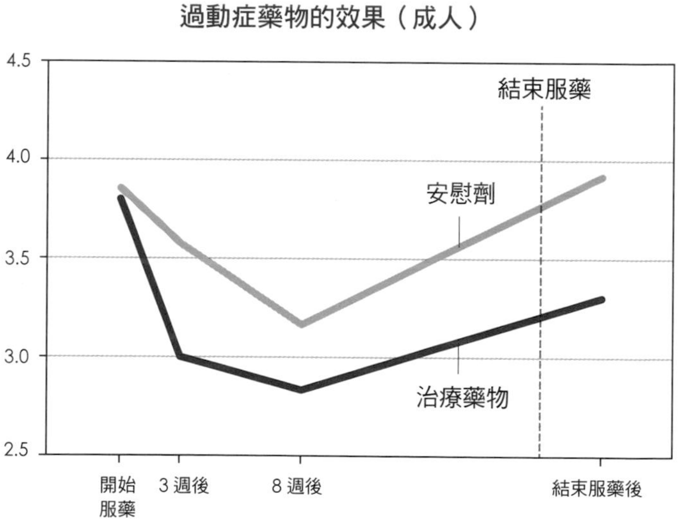
過動症藥物的效果（成人）
4.5
4.0
3.5
3.0
2.5
結束服藥
安慰劑
治療藥物
開始服藥
3 週後
8 週後
結束服藥後

量等方式，客觀判定藥物提高身體功能的程度。結果發現，兒童組服藥後視丘（感覺資訊集中的部位，會在此選擇傳送到大腦皮質的資訊，與注意力也有關）、紋狀體（與快感、欲望及運動調適有關）與前扣帶迴（與注意力及情緒調整有關）的血液流量增加，但成人組不但沒有增加，反而還有減少的傾向。

歸納出這個結果後，研究者認為發育成熟的成人大腦與發育尚未完全的兒童不同，可能無法得到相同的藥效。

大肆宣傳的論文以失敗收場

針對成人過動症的藥物療法，不僅藥效沒有獲得實證，連前提都令人存疑，然而臨床現場卻以驚人的速度對患者開立處方藥，這就是精神醫療界的現狀。

二〇一四年九月，研究者發表了一篇備受矚目的論文，統整了過去十一件研究成果並加以評論，針對成人過動症患者驗證服用派醋甲酯的療效。這項研究本身是考科藍合作組織（The Cochrane Collaboration）研究計畫的一部分，考科藍合作組織是一個國際性組織，負責驗證與醫療及疾病預防相關的醫學資訊，並推廣正確合宜的資訊。

事實上，許多相關人士都十分期待這份論文發表。這項研究在九年前已經發表過預告，眾人也一直引頸企盼它能成為今後決定治療方法的指標之一。作者群是來自以色列與美國的三人小組，而令人注目的論文結論指出，派醋甲酯可有效改善成人過動症，且證據評等為「高度可信」[21]。

這篇論文的發表讓使用藥物治療成人過動症的臨床醫師都放下了心中的大石，也更加積極開立藥物。

然而約莫一年後，這篇論文受到了四個研究團隊的質疑及嚴厲批判，作者群卻未提出有力的反駁，於是二〇一六年五月，考科藍合作組織的編輯們決定撤下這篇論文。其間，一位作者申請把自己的名字從論文的作者群中刪除，且論文的證據評等原本應該是「非常低」，當初卻被評為「高度可信」。

除此之外，論文本身還被指出各種漏洞，其中一個較大的問題是，許多驗證藥效的研究都由具有利害關係的研究者進行，有些甚至未公開研究者的背景。

作者群宣稱在他們分析的十一份研究中，只有兩份接受了藥廠的資金援助，但事實上，有另外兩篇研究報告也是由與製藥界有金錢往來的醫師撰寫，醫師們各自收受了藥廠數百萬美元的金援。此外，這篇問題論文有三位作者，其中兩位也承認與藥廠有金錢往來。

北歐的研究者調查後指出[22]，在這樣的狀況下，實在無法不懷疑理應客觀的評價已經被藥廠扭曲。即使是考科藍這種強調中立的國際性組織，還是會發生這樣的情形。

因此，愈來愈多專家對過動症的過度診斷與用藥有所質疑，希望能回到診斷與用藥的前提開始重新思考。

不過，即使被診斷為過動症的成人大部分都不是真的罹患過動症，他們的痛苦也不會因此消失。同時，愈來愈多兒童出現被診斷為過動症的症狀，因而使本人、父母與老師都備受折磨。

21 Epstein et al.,"Immediate-release methylphenidate for attention deficit hyperactivity disorder (ADHD) in adults." Cochrane Database Syst Rev. 2016 May 26;(5):CD005041.

22 Boesen et al.,"The Cochrane Collaboration withdraws a review on methylphenidate for adults with attention deficit hyperactivity disorder." Evid Based Med. 2017 Aug; 22(4): 143-147.

在他們的痛苦面前，過動症的診斷及診斷後採用的藥物療法都是非常無力的。

我之所以這麼說，是因為過動症這項診斷並未切中真正的問題。牙痛時吃止痛藥壓住疼痛，只是治標不治本，同樣地，過動症的療程只有診斷與治療，完全解決不了問題，這樣的質疑也就愈演愈烈。

問題的核心或許在別的地方。找出它的根本原因並設法接近，不僅有助於改善，也才能進一步預防及減少問題發生。

那麼，根本的問題到底是什麼呢？在思考這件事時，我所知道的某個故事或許能提供一些線索。

6 被推翻的定論

能劇面具般的面孔下

這是約二十年前的往事。

暑假結束前，一名十七歲青少年多次飛車搶劫，造成一位老婦人受傷，因此被逮捕拘留，移送少年觀護所。在歷經一個月的各式調查後，少年被診斷為「廣泛性發展障礙」，移送到我當時服務的醫療少年院。廣泛性發展障礙是一種診斷病名，與自閉症類群障礙極為相似。

剛遇到這位少年時，他給我的印象十分深刻。他的臉就像純白色的能劇面具，完全沒有表情。雖然問問題他會回答，但沉默寡言，答案只有最低限度的幾個字。然而最特別的倒不是話少，而是他說話時沒有任何感情，只是平淡地發出機械式的聲音。這種非語言性的溝通缺乏與刻板的反應十分符合廣泛性發展障礙的診斷。

不過，我還是覺得他有些地方和一般的發展障礙患者不同。忘了是第一次還是第二次問診時，我問他：「出生後第一件記得的事是什麼？」他坐得很直，一動也不動地回我：「我記得自己一個人看電視。」據說對人類而言，第一件記得的事，就是他在人生出發點懷抱的東西。這位少年的第一項記憶，想必與他的出身有關。他的母親在生下他沒多久之後就去世，襁褓時期是阿姨幫忙照顧，懂事之後就跟父親兩個人生活。父親工作忙碌，常放他一個人在家，小時候會照顧他的只有電視。

我想他和父親兩個人過日子一定很寂寞，但對他而言卻是理所當然的生活，他不知道其他的生活方式，也只能在這種環境下長大。

面談次數多了之後，少年終於會慢慢述說自己的家庭。他的父親非常忙碌，有時甚至好幾天都不回家，家裡什麼食物都沒有，只能等父親回家才有東西吃。

父子兩人的生活雖然稱不上完美，但還算幸福，然而小學四年級時父親再婚了，繼母只有一開始對他還不錯。

後來繼母常常責罵他，也會因為他不聽話而體罰，她帶來的女兒們（對他而言是沒有血緣關係的姊姊）見狀，也會跟著一起欺負他。姊姊們不只捏他、打他，有一次甚至遞給他繩子，叫他「趕快去死」。

唯一讓少年敞開心扉的是他的同學與同學的母親，這位母親得知狀況後通報警方，經由兒童福利單位介入處理，將少年安置到兒童照護設施，他卻也就此遠離了同學母子。

之後，父親與繼母離婚，卻沒有將少年接回家中。

在兒童照護設施中，少年的運動才能逐漸嶄露頭角，在青少年運動大會得到令人注目的好成績，年輕時曾從事同樣運動的父親也為之欣喜。然而，升上高中、就要參加全國大賽時，少年卻受了嚴重的傷，成為職業選手的夢想也跟著破滅。

被逮捕的那個暑假，少年面臨的是這種看不見未來的路。當他得到醫療少年院的外宿許可回到家時，父親仍幾乎不在家，家裡連食物和錢都沒有。但這時，他已經不是那個只能壓抑著憤怒與寂寞、等待父親回家的小男孩了。

資深社工的一句話

要是只看少年被移送到醫療少年院之後的狀態，確實很像是發展障礙。他不僅面無表情、從來不主動開口，回答問題也十分呆板，只會機械式地完成固定事項，對周遭的一切漠不關心，有些地方又過度敏感而有潔癖。但在發展障礙者當中，像他這樣運動神經發達，在體育方面天賦異稟的案例非常少見，大部分的發展障礙者都不擅長運動。

剛開始接觸時，少年的反應極其有限，但當我傾聽著他的話語，他便漸漸開始用隻字片語述說自己身上發生的事，而且每一件都十分殘酷。原本呆板的用詞，在過了一兩個月後也變得愈來愈豐富而生動。少年似乎很期待接受診療，還會把沒說完的話寫下來帶給我看。他對我和教官說的，都是那些幸福家庭的孩子小時候會向母親吐露的心事，在一起難過、生氣之後，也能從母親身上得到安慰。

這段期間，聽說他的行為模式也漸漸產生了變化。少年有個身心障礙症狀嚴重的室友，後來他經常去照顧這位室友，但不是為了表現給別人看，而是自己默默地做，且照顧的手法非常老練，連其他社工都嚇了一跳。他本人的說法是，兒童照護設施裡也有嚴重的身心障礙兒童，他之前便常常照顧對方。

少年在其他面向上也十分敏銳，不論做什麼事都深得要領，有位和他一起生活的資深社工悄悄對我說：「醫師，這孩子根本不是發展障礙呀。」我深有同感。

當時，發展障礙這個病名像趕流行一樣經常被使用，送到醫療少年院的孩子裡，被診斷出發展障礙的案例也相對引人注目。然而，長年觀察孩子的社工不會被這種表象迷惑，他們看的是孩子的本質。

不久後有一份研究問世，恰巧支持了這位資深社工的觀點。

發現「疑似自閉症」

一九九九年，英國的麥可・盧特（Michael Rutter）研究小組發表了一項針對孤兒的追蹤調查，對象都是在羅馬尼亞的兒童設施被英國家庭收養的孤兒。在一一一名兒童中，四歲與六歲時有百分之六出現極為接近一般自閉症的行為，還有另外百分之六有較為輕微的自閉症特徵[1]。一般來說，自閉症的盛行率約為一般人口的百分之〇・一，包括輕度在內的自閉症類群障礙也只有百分之一至二，就比例上來看，這群孩童中有自閉傾向的人數非常多。另一方面，研究小組也調查了在英國國內出生、於出生六個月內被收養的兒童，發現在五十二人中沒有任何一人有自閉症傾向。

在這份調查中，出現自閉症症狀的孩童沒有男女比例上的差別，頭圍（頭部的周長）也正常。以自閉症而言，原本應該是男孩盛行率比女孩高出數倍，患病的孩童頭部也會比較大。

進一步分析這些從羅馬尼亞來到英國收養家庭的孩童，發現與沒有自閉症狀的孩童相比，出現自閉症狀的孩童有較長的時間沒有固定的養育者。

盧特的研究結果顯示，養育環境會製造出類似自閉症的狀態。研究小組審慎地採用了「疑似自閉症（quasi-autism）」來形容這樣的狀態，但事實上，這些孩童是經過診斷自閉症最精確的ＡＤＯＳ檢查而判斷為自閉症，也就是說，在一般的醫療問診中一定會將他們診斷為「自閉症」。

這份研究成果在相關人士之間投下了一枚震撼彈。當時專家普遍認為遺傳等先天因素是造成發展障礙的主要原因，尤其自閉症幾乎百分之百都是遺傳造成，是一種先天性的障礙。

盧特的研究小組在八年後的二〇〇七年再度發表了研究成果[2]。在一四四名被英國家庭收養的羅馬尼亞孤兒中，有百分之十七．五在四歲時有自閉症的特徵，但在這些孩童十二歲時再度檢查，發現有四分之一已經沒有自閉症症狀。

發展障礙這種疾患不可能在十二歲時就有四分之一的比例恢復正常，這些案例的高恢復率、無男女比例差異與頭圍正常，都能證明是與發展障礙病因不同的「疑似自閉症」。

盧特的研究發表之後，醫界才得知兒童疏忽或虐待可能會造成與自閉症等高遺傳性疾病類似的狀態。在日本有發展障礙權威之稱的精神科醫師杉山登志郎也提出了看法，認為有百分之二十四的受虐兒被診斷為自閉症類群障礙[3]。至此醫界終於發現，養育環境會導致與發展障礙極為類似的狀態。

1 Rutter et al., "Quasi-autistic patterns following severe early global privation. English and Romanian Adoptees (ERA) Study Team." J Child Psychol Psychiatry. 40(4) : 537-49., 1999.

2 Rutter et al.,"Early adolescent outcomes of institutionally deprived and non-deprived adoptees. III. Quasi-autism." J Child Psychol Psychiatry. 48(12): 1200-7., 2007.

3 杉山登志郎，《兒童虐待是第四種發展障礙》，學研，二〇〇七。

晚一步出現的「ADHD」症狀

以上是針對自閉症的研究，而關於本書的主題過動症又有什麼相關的資料呢？其實，盧特針對被英國家庭收養的羅馬尼亞孤兒所進行的研究還有後續。

二〇一六年發表的研究調查了羅馬尼亞孤兒的後續發展[4]，其中尤以過動症症狀為關注焦點。

報告指出，研究小組將孩童按照被收養前在照護設施中生活的時間長短分組，分別為從未住過照護設施或未滿六個月的低風險組，以及在照護設施生活六個月以上的高風險組，並在十五歲與二十二歲至二十五歲這兩個時間點，調查兩組中符合過動症診斷基準的人數比例[5]。

結果令人大感意外——低風險組中符合過動症診斷基準的人在十五歲時有百分之五・六，成年後有百分之三・八，與一般同齡人口的比率非常接近。然而，高風險組在十五歲時符合的則有百分之十九，是低風險組的將近四倍，成年後更上升到百分之二十九・三，是低風險組的七倍以上。

這項研究結果顯示，幼年時期不理想的養育環境會在一段時間後導致過動症的症狀。這裡的「過動症」，正確來說應該是「疑似過動症」，而且這種「過動症」在青少年期加劇的傾向比兒童期高，在成人期加劇的傾向又比青少年期更高。進一步觀察這些案例的特徵，發現男女的發病率並無差異，這點與過去發現的成人過動症特徵一致。在高風險組中，出現衝動性社會行為（DSE）、自閉症類群障礙、品行疾患等狀況的比率也較高。

另一份研究[6]則針對羅馬尼亞國內位於布加勒斯特的六個收容設施，以六個月到兩歲六個月的一八七名嬰幼兒（平均一歲十個月，男女比例約各半）為對象，三年半後（平均五歲四個月）並未發現其過動症的傾向，但到了四年半後（平均六

---

4 Kennedy et al.,"Early severe institutional deprivation is associated with a persistent variant of adult attention-deficit/hyperactivity disorder: clinical presentation, developmental continuities and life circumstances in the English and Romanian Adoptees study." J Child Psychol Psychiatry. 57(10)：1113-1125., 2016.

5 在這份研究中，除了調查是否符合過動症診斷基準外，同時也調查了學歷、就業狀況、智商，是否有衝動性社會行為、自閉症類群障礙與認知功能障礙、行為障礙、遲鈍且欠缺情緒反應的傾向、焦慮、抑鬱與生活品質等等。

6 Gleason et al.,"Validity of evidence-derived criteria for reactive attachment disorder: indiscriminately social/disinhibited and emotionally withdrawn/inhibited types." J Am Acad Child Adolesc Psychiatry. 50(3): 216-231. e3., 2011.

歲四個月），這些孩子就開始出現過動症的徵兆，證明環境因素引發「過動症」是需要一段時間的。

答案漸漸浮上檯面

曼徹斯特大學（The University of Manchester）研究小組的喬納森．格林（Jonathan Green）等人針對六十位六歲至十一歲的兒童（男童二十七人，女童三十三人）進行診斷——他們皆因家庭失和、虐待或兒童疏忽而接受政府保護之後出養——發現其中約三成孩童有自閉症，其中約七成合併發生過動症，另外，在並未發現自閉症的孩童中也有約三成有過動症，整體約四成符合過動症診斷基準[7]。

這六十名孩童除了過動症盛行率遠高於一般族群外，更令人驚訝的是，自閉症合併發生過動症的比率也高得異常。一般這兩種疾患合併發生的機率約為百分之三十，但在本次研究中卻達到兩倍以上。因此在兩者合併出現的案例中，必須針對養育環境進行更仔細的探究。

丹麥在二〇一六年發表的一份研究指出，成人出現的過動症症狀多與虐待等養育環境有關。其研究對象是由一九八四年出生的二十四、五歲青年中隨機挑選四七一八人，再加上因遭受虐待或疏忽而由兒童保護機構介入的八五〇人，以面談或電訪調查過去的受虐經歷與現在的過動症症狀（符合診斷基準的症狀）。結果發現，兒時受虐的人符合過動症診斷基準的比例是不曾受虐的人的三到五倍，在身體受虐的案例中更高達五倍，單純心理受虐的族群也超過三倍[8]。

這些結果都顯示出對於成人期的過動症狀而言，至少受虐等養育環境問題會是其中一項因素。

7 Green et al., "Autism Spectrum Disorder in Children Adopted After Early Care Breakdown." J Autism Dev Disord. 2016 Apr;46(4): 1392-402.

8 Sanderud et al.,"Child maltreatment and ADHD symptoms in a sample of young adults." Eur J Psychotraumatol. 2016; 7: 10.

疑似發展障礙的假說

成人過動症的特徵是認知功能降低的程度較輕微，但生活困難與適應問題卻十分嚴重，這一點和曾經受虐等在不理想的養育環境中長大的人具有相同的傾向，與原本的發展障礙特徵有明顯的差異。此外，曾遭受虐待的人被診斷出過動症或自閉症的比例較其他個案高出許多，與認知功能直接相關的學習障礙或智能障礙卻沒有這麼明顯地增加。

換句話說，社會性與過動、衝動及注意力不集中等問題容易受到養育環境的影響，但和單純的認知功能卻沒有這麼強烈的關聯。

綜觀整個社會，過動症與自閉症的盛行率確實明顯增加，學習障礙與智能障礙卻沒有這種傾向。由這件事實可以看出增加的案例中，有一大部分不是原本所謂的發展障礙，而是不利的養育因素與環境因素造成的症狀，也就是「疑似發展障礙」伴隨的負面影響。這反映了社會艱難的現狀，但我們並非束手無策。

希望之光

前述盧特小組的研究不但提出養育環境會造成與發展障礙難以分辨的症狀，也賦予了我們一線希望。因養育條件而造成的自閉症，在環境好轉、個案與穩定的養育者建立關係後，就會發生一般自閉症不會出現的改善與恢復。

本章開頭介紹的十七歲少年後續的發展就是最好的證明。

進入醫療少年院時看起來像個機器人的少年，在與社工、室友交流之後，找到了安身之處，還主動將經歷寫成了故事，把殘酷的過去和其他人分享，在這段過程中，他終於將以前無法表達的心情生動地述說了出來。

書寫過去的課題結束後，少年的五官、表情和語氣都愈來愈柔和，看起來更不像是發展障礙者了，也跟剛剛來到院所時判若兩人。

但少年還是很少露出笑容，要是他好不容易笑了出來，對院所而言就是一件令人欣慰的事。我第一次看到少年露出陽光般的笑容，是他的父親來面會時提到希望他以後能幫忙家裡的工作。父親為了他犯的罪而必須賠償被害者，因此少年沒有想到父親還會願意接他回家。

不久之後少年告訴我，等他回到老家後想去向被害者道歉。看到孩子重獲新生，我總會想，或許人是在被原諒之後，才會發現自己犯的錯。見到少年燦爛的笑臉，就像看見了他之前缺少的事物，他所渴求的也不過是父母的愛罷了。

發展障礙具有遺傳等強烈的生物學因素，因此算是較為穩定的疾病，所造成的症狀在一年左右的短期內不會發生像少年這麼大的變化。正因為少年的症狀是由養育因素引起，才會在父母的代替角色支持下逐漸恢復，又在和父親的關係好轉後大幅改善。

發生在少年身上的狀況，是因為父母這種原本應該無條件保護他的特殊角色沒有好好發揮功能，這類因為養育者沒有發揮功能而引起的人際關係與情緒障礙，稱為依戀障礙。

這是像少年或前述的羅馬尼亞孤兒那樣的特例才會發生的事嗎？

可惜答案是否定的。現代社會的特徵之一，就是家庭富裕、資源充沛的兒童也很容易出現和孤兒一樣的問題。

7

逐漸明朗的發病機制

楚楚可憐的少女

十七歲的高中生A小妹和母親一起前來就診。A小妹生得亭亭玉立，臉上的酒窩令人印象深刻，初次見面時，她沒有太多顧慮就直接開口述說起自己的狀況。

在形容那份痛苦時，A小妹漂亮的臉龐扭曲，肢體語言和表情則很豐富。她說自己在課堂上無法專心聽課，連擅長的科目成績也一落千丈，無法準時繳交作業，「再這樣下去就要留級」，而且身體常常不舒服，尤其是每天早上。

從她的語氣聽來狀況似乎十分嚴重，但她卻偶爾會流露出無所謂、不關己事的態度。A小妹在學校參加舞蹈社，原本就算沒去上課也會參加社團活動，但最近和其他社員處得不好，愈來愈討厭社團。她說將來的夢想是當模特兒或女演員。

聽完A小妹的陳述後，我請陪她一起來的母親進入診間。母親似乎仍有些顧慮，態度有所保留。查閱臨床心理師的初次面談紀錄發現，A小妹的生母在她未滿一歲前就去世，當日陪她前來就診的繼母則是在A小妹讀幼稚園時與她的父親結婚。

繼母說，第一次見到年幼的A小妹時，她非常活潑愛笑，總是跑來跑去，對誰都會撒嬌，常要人抱，也常坐在大人腿上。繼母雖然有些吃驚，但仍覺得這孩子實在惹人憐愛。

A小妹之前都是由祖母照顧，繼母的出現讓她喜出望外，但不久之後A小妹就漸漸露出難以應付的一面，在弟弟出生後更是令人頭痛。

A小妹經常出入祖母和鄰居阿姨家，繼母去叫她回家時，她總是像在自己家裡一樣悠哉吃著零食而不願意回家，要是提醒她「這樣會給人添麻煩，以後不要太常去」，她就會向祖母哭訴，引發一場家庭騷動。

這種狀況一再發生，繼母與A小妹最後也不再對彼此敞開心扉。

A小妹在學校和校外都能很快交到朋友，但總是因為一些小事引發衝突後就討厭對方，不論做什麼事都無法持之以恆。家長參觀教學日也是，A小妹只有心情好的時候才會舉手發言，沒興趣時就乾脆發呆，心不在焉。雖然是女生，但她十分粗心大意，也常常忘東忘西。其他醫療機構認為A小妹是發展障礙，但她的成績很好，因此沒有進行治療，而是順其自然。

進入青春期後，繼母愈是關心A小妹愈會造成麻煩，A小妹對繼母也只有表面上做做樣子，但她與父親的感情很好，父女倆十分親近，她甚至會像情侶一樣對父親撒嬌。繼母說得很直接，她認為這些行為是故意氣她，有時也覺得A小妹明明是她的女兒卻令人害怕。

篩檢後發現A小妹稍有過動症的傾向，但發展檢查與注意力檢查都顯示她的智商與處理速度超過一一〇，此外注意力與計劃能力也不低。

向祖母和其他相關人士詢問A小妹的成長經歷與幼年狀況後，我判斷她的問題並不是過動症，而是由依戀障礙引起的。

是發展障礙還是依戀障礙？

發展障礙原本的定義是遺傳因素與生產前後的問題等先天因素導致的神經發展障礙；另一方面，依戀障礙則是因為虐待、忽視、養育者更替等養育因素造成依戀關係無法順利形成，引發人際關係障礙與身體、情緒及社會發展等方面的問題。

不過，即使高度懷疑是依戀障礙，醫師也很少做這樣的診斷，現實的理由在於很難明確判斷患者的問題是來自遺傳因素等先天條件，還是虐待、養育者更替等成長環境因素。尤其患者要是已經長大成人，有時並無法確認小時候發生的事情，雖然可以推測，但很難據此做出診斷，而且醫師若是判斷患者的障礙是養育環境造成，父母多半無法冷靜地接受。因此，除非孩子受虐的程度嚴重到被政府機構接管，否則多半都以發展障礙來處理。

發展障礙是遺傳因素與孕期生產前後的問題造成，這類狀況任誰都無計可施，因為不會有人被追究責任，父母也不需要自責。這是一種有理有據的診斷，可以堂堂正正地接受支援。

然而，許多依戀障礙者卻都面臨著更大的困難與問題，不少人甚至有自殺、自殘、濫用藥物或厭食等危及生命的情況。日本在《發展障礙者支援法》通過後，發展障礙的孩童與成人都能接受政府支援，但依戀障礙者的問題卻被置之不理。

想要理解依戀障礙與過動症的關係，首先就必須了解所謂的「依戀」是怎麼一回事。

支持生存與幸福的機制面臨危機

第一位注意到依戀現象並對解析其機制做出重大貢獻的，是英國的精神科醫師約翰・鮑比（John Bowlby）。鮑比透過戰爭中疏散的兒童與戰後孤兒的研究，提出失去母親對孩童造成的傷害並不只是失去提供營養與照顧的對象。

剛開始，研究者認為這種現象是「母愛剝奪（maternal deprivation）」，著重於失去母親造成的負面影響，並重視母子關係對兒童生存與成長的正面效應。此外，母親這種特別的養育者與孩子獨一無二的連結，是在其他多數哺乳類身上也看得到的生物學現象，當時認為這是一種為了保護幼體而演化出的機制，

圖7-1

過動症兒童血液中催產素濃度

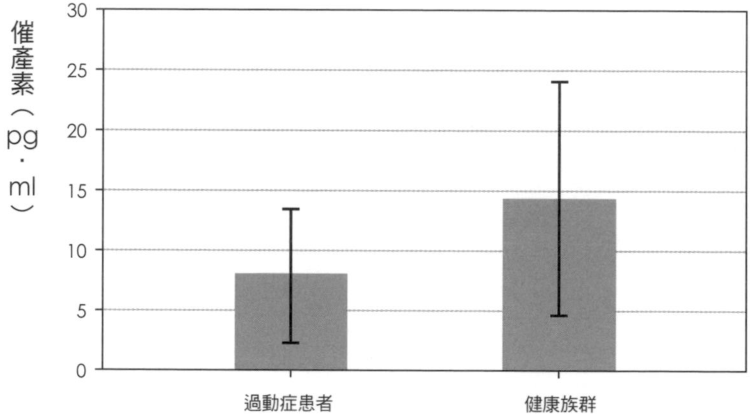

由 Taurines 的論文（2014）資料製作。
誤差線（├───┤）為標準偏差。

並將這種連結命名為「依戀（attachment）」。

近年來，研究者也逐步解開造成依戀的生物學機制。許多會在生產後哺乳並養育幼子的動物都具備這種機制，人類之所以飼養狗、貓或倉鼠當寵物，對牠們產生家人或朋友般的親近感，撫摸後還會感到療癒，就是因為人類與這些動物都具有依戀機制。

催產素在這項機制中具有重要的功能，它是一種內分泌荷爾蒙，在大腦內具有神經肽的作用。

催產素在一百多年前就被發現，但一直以來只被當成和哺乳與分娩（陣痛）有關的原始性荷爾蒙，並未受到重視。直到近年，相關研究才發現催產素不僅能促進育兒行為、配偶與親子連結等持續性聯繫，還能提高社會性與共鳴感、避免身體被壓力與焦慮傷害、產生喜悅與滿足感，可說與我們的身心健康與幸福息息相關。

最近的研究則發現催產素也與過動、注意力不集中有關。如圖7-1所示，有研究報告指出過動症兒童血液中催產素的濃度較低[1,2]。催產素具有維持安穩的作用，這同時讓母親在哺乳育兒時能長時間照顧嬰兒。

依戀關係形成的關鍵約在出生後到一歲半，這段期間，嬰兒與親密照顧他的人之間會產生無法取代的特別情感（依戀）。依戀不僅是母子關係的起點，也是一切人際關係的基礎，獲得穩定的依戀關係，就代表催產素所帶來的安心與喜悅的機制順利運作。

1 Sasaki et al.,"Decreased levels of serum oxytocin in pediatric patients with Attention Deficit/Hyperactivity Disorder." Psychiatry Res. 2015 Aug 30; 228(3): 746-51.
2 Taurines et al.,"Oxytocin plasma concentrations in children and adolescents with autism spectrum disorder: correlation with autistic symptomatology." Atten Defic Hyperact Disord. 2014 Sep; 6(3): 231-9.

然而，在這段期間內若是沒有照顧者，或是照顧者未能好好負擔照顧的責任，只會使嬰兒產生不安定的依戀關係。即使已經形成穩定的依戀關係，若是後來發生養育者更替或因故放棄養育責任等狀況，也會造成依戀關係不穩定甚至崩潰。

不安的依戀首先會造成幼兒與養育者之間的關係不穩定，當它進一步對整體人際關係形成阻礙時，便稱為依戀障礙。一般而言，依戀障礙造成的影響不限於人際關係，在發展、情緒、行為與認知等多方面都會引發負面效應，嚴重時會使身心停止成長、免疫力降低甚至死亡，也就是使人失去生存的能力。

不穩定的依戀與依戀障礙

鮑比的研究是由疏散兒童與戰後孤兒開始的，由此也可以看出，當時的研究者認為依戀障礙只會發生在孤兒等很早就失去養育者的不幸孩童身上。官方診斷基準（DSM－III，一九八〇年）首次採用的「反應性依戀障礙」也是以養育者更替或兒童曾受虐待、忽視等特殊背景為必要條件，因此反應性依戀障礙又區分為不與任何人親近的「抑制型（inhibited type）」，以及對所有人親近撒嬌的「失抑制型（disinhibited type）」。

然而，依戀關係的研究有所進展後，研究者發現一般家庭養育的孩子也分成依戀穩定的「穩定型」，以及有別於前者的「不穩定型」，其中不穩定型的比率約佔幼兒的二至三成。而且在個人主義較強的近代國家或地區，不穩定型的比率更高[3]。

不穩定型的兒童當中又分為幾種不同的類型，有不論母親在不在都無所謂的「迴避型」、總是追著母親跑卻無法直率地撒嬌且態度具攻擊性的「衝突型」，以及會因母親的心情與態度而有不同反應的「混亂型」。

其中與虐待相關而較受到矚目的是混亂型，遭受忽視或關心不夠的案例則容易出現迴避型特徵，而與過動症最相關的也是混亂型，其次則是迴避型。

英國倫敦大學聖喬治學院（St George's, University of London）的平托（Carmen Pinto）研究小組指出[4]，以一歲時的混亂型幼兒與非混亂型幼兒相比，前者在

3 Graham, M., "Nurturing Natures: Attachment and children's emotional, sociocultural and brain development." Psychology Press. 2011.

4 Pinto et al., "ADHD and infant disorganized attachment: a prospective study of children next-born after stillbirth." J Atten Disord. 10(1): 83-91., 2006.

七歲時由學校老師評量的過動症狀分數明顯較高，此外瑞典的卡羅林斯卡學院（Karolinska Institutet）研究團隊在二〇一七年提出的研究報告，也證實了八歲時屬於混亂型依戀的兒童，在十八歲時被診斷為過動症的比率較高[5]。

不穩定型中的「衝突型」，則以受到過度保護或接受照顧後卻失去親情為典型的背景。研究者認為衝突型依戀關係是將來出現焦慮症、邊緣性人格障礙（反覆有自殺或自殘衝動等情緒不穩定的狀態）、持續性憂鬱症等疾病的風險因子。

不幸的遭遇也會提高風險

幼年時期的依戀類型具有相當高的持續性，約有七成的人直到成年都未改變。然而，約有三成的人會因為父母亡故或離婚、本人或父母罹患惡疾、父母有精神疾病、遭受身體虐待或性虐待等嚴重事故，導致從穩定型轉變為不穩定型[6]。

瑞典有一份以一九八七年至一九九一年間出生的五十四萬人為對象的大規模世代研究，發現研究對象若反覆發生「不幸的遭遇」，被診斷為過動症接受藥物治療的風險就會升高[7]。所謂不幸的遭遇包括父母亡故或離婚、父母有精神疾病或濫用物質（藥物濫用、酒精依賴）、接受政府輔導支援或居無定所等等。

各位發現了嗎？讓穩定型依戀轉變為不穩定型依戀的風險因子，與被診斷為過動症的風險因子有很大一部分是相同的。依戀不穩定的孩童在數年後容易發生過動症狀惡化的情形，反之，就算有不利的環境因素，只要依戀關係穩定，包括過動症在內的行為問題就會相對輕微。從這件事實可以推斷，不理想的養育環境會透過不穩定的依戀關係導致過動症狀惡化。

附帶一提，在前述「不幸的遭遇」中，父母亡故會讓過動症的診斷與治療風險提高到一・六倍；家庭接受政府補助者則會增加到二・七倍；同時符合四項風險因

---

5 Salari et al., "Neuropsychological Functioning and Attachment Representations in Early School Age as Predictors of ADHD Symptoms in Late Adolescence." Child Psychiatry Hum Dev. 48(3): 370-384., 2017.

6 Waters et al., "The stability of attachment security from infancy to adolescence and early adulthood: general introduction." Child Dev. 71(3): 678-83., 2000.

7 Björkenstam et al., "Cumulative exposure to childhood adversity, and treated attention deficit/hyperactivity disorder: a cohort study of 543 650 adolescents and young adults in Sweden." Psychol Med. 2017 Jul 25: 1-10.

子時，風險更會提高到五．五倍。之前已經提過，在兒童保護設施中生活等特殊狀況會讓孩童的過動症風險提高數倍，然而與此相當的風險其實就在我們身邊。

如前所述，過動症與遺傳因素具有高度相關性。但即使是最為人所知的風險基因也只會將罹病風險提高到一．三至一．六倍。當一份研究指出某個基因是風險基因時，其他研究卻說這個基因與過動症無關，這是十分常見的狀況。即使是風險基因，單獨造成的影響也不過如此。當好幾個基因一起提高罹病風險時，計算出的分數也遠遠不及一般相信的遺傳率（遺傳因素造成發病的比例）。

不論是導致過動症惡化或是造成類似過動症的症狀，都無法忽視父母缺席、虐待或貧窮等養育因素。

依戀障礙與過動症

在此稍微整理一下，被診斷為過動症的案例有下列四種類型：

(1)因發展障礙造成的過動症。

(2)原本患有過動症，又因依戀障礙等養育、環境因素而惡化。

(3)主因為依戀障礙等養育因素導致的疑似過動症（包括依戀障礙引發的合併症與生活問題造成的影響）。

(4)主因不是養育因素的疑似過動症。

其中(4)是因為原本發展障礙或依戀障礙之外的因素造成類似過動症的症狀，之後會提到，導致這類疑似過動症的可能因素有資訊環境與食品添加物等生活環境，舉例來說，可能是學業或工作忙碌、過度沉迷手機或遊戲、持續性的睡眠不足或明顯的注意力不集中等。不過，單純因(4)而引起的案例並不多，通常還是會和發展障礙或依戀障礙一併發生。

有一份研究以懷疑患有過動症而前往診所接受診療的兒童與母親為對象，調查兩者的依戀關係[8]後，發現有約八成的母子屬於不穩定型依戀，因此可以推測(1)所

8 Niederhofer, H., "Attachment as a component of attention-deficit hyperactivity disorder." Psychol Rep. 2009 Apr;104(2): 645-8.

佔的比例可能是整體患者的兩成以下，與養育因素有關的(2)和(3)案例數則較多。其中(2)在大眾間具有一定程度的認知度，(3)則是最近才開始為人所知。

我們在第二章已經看到，根據一連串的世代研究結果，成人過動症有九成以上都不是(1)或(2)，而是(3)或(4)，兒童過動症則令人懷疑是否混有相當數量的(3)在內。在這裡需要注意的是，(3)與(4)造成的狀況在定義上屬於「疑似過動症」，但在症狀上則難以區分過動症與疑似過動症，若以目前的診斷基準進行機械式的診察，那麼所有的案例都會被診斷為過動症。此外，(3)的案例如之後章節所述，有一些是依戀障礙本身的症狀與過動症極為相似，有一些則是混亂型等不穩定的依戀或受虐經驗在數年後引發類似過動症的症狀。

如此一來，在發展障礙引發的過動症之外，還有四項機制會讓類似過動症的症狀惡化或發病。下面我想要進一步探討這四項機制。

機制一　養育因素造成過動症加劇

首先是原本就患有過動症的兒童遭到虐待等不適當的養育方式後，造成過動症症狀惡化的機制。

患有過動症的兒童原本就容易遭受責罵、訓斥甚至暴力虐待，遭受這類對待的案例與父母的依戀關係都不穩定，無一例外。不穩定的依戀關係會加深兒童對周遭的不信任，人際關係問題也會更加嚴重。否定的態度與嚴格的指導不但無法改善這種狀態，反而容易引發對立反抗症（反覆對父母、老師等大人發出攻擊性言語或行動）或是品行疾患（反覆做出不良行為）等破壞性行為障礙。

這一類案例是先罹患過動症，再發生受虐等狀況，引發併發性的依戀關係不穩定。這是長久以來一般公認的模式，也就是所謂的併發障礙。

儘管這種惡性循環確實存在，但有些狀況卻無法用這項模式來說明。

事實上，依戀關係的基礎在幼兒一歲半時就已經形成，依戀類型（穩定型或不穩定型）也有七成在這個時候確定下來。從零歲開始受虐的嬰幼兒受虐死亡的案例最多便發生在零歲，但一般而言，兒童虐待的高峰出現在二到四歲。另一方面，過動症的症狀最早也要到四歲之後的幼兒後期才會漸漸明顯，並在上小學後愈來愈嚴重。

隨著大腦發育，兒童會逐漸變得穩重，注意力也較能集中，即使小時候有無法保持安靜或注意力不集中等狀況，也不會被判定為過動症。幼童到底有沒有過動非常難以判斷，因此醫師不會對未滿四歲的幼兒進行過動症的診斷，滿四歲後到上小學前多半也是以提醒矯正等方式持續觀察。即便是積極採用藥物療法的美國小兒科學會（American Academy of Pediatrics）提出的治療指南，也建議未滿六歲的幼童應優先採用行為療法而非藥物療法。因此，過動症的判斷基準之一是到達學齡後，兒童注意力不集中與過動的問題是否明顯，也就是說，在兒童的成長過程中，會先經歷依戀關係的形成與受虐的高峰，才會進入過動症出現明顯症狀的時期。

最近，較晚發病的過動症診斷數激增，其中成人過動症如先前所述，幾乎都在十二歲之後才出現症狀。各位還記得過動症由於在七歲之前無法證實症狀，因而把發病年齡延遲到十二歲之後嗎？事實上，也有很多案例超過了十二歲才發病，因此都不太適合用「先有過動症，再發生虐待或依戀問題」來解釋。

當然，我不否認衝動與過動的傾向具有較強的遺傳性，但就算這些特質具有強烈的遺傳因素，也不能推論出這種傾向等於過動症。有幾成的孩子具有這樣的特質，但這和將它當成棘手的「過動症」問題之間有一項決定性的差異，那就是把這樣的特質看成一種問題。一開始是父母，後來連老師和醫師都把同樣的特質當成問題，讓它逐漸成為一種被賦予病名的障礙疾患。造成這種障礙的主因，其實是這個把孩子的特質當成問題的環境，被視為問題後形成的產物混雜在所謂的「過動症」當中，人們卻把它當成跟原本孩子身上的特質同樣的東西，藉此創作出「過動症是一種具有強烈遺傳性疾病」的故事。

然而，之前的章節就已經提過，許多案例會隨著年齡增長逐漸能夠控制自己的行為，這些特質也不是障礙的證據，而是一種優異的個人特質。過動症的遺傳因素假設，或許只是將許多孩童具備的特質，與將其視為問題而衍生出的「過動症」當成同一種狀況，因而製造出的幻覺。

機制二　失抑制型依戀障礙造成的疑似過動症

接著來看(3)依戀障礙造成的疑似過動症，這種狀況有兩種可能，我將它分成機制二與機制三。首先是失抑制型依戀障礙（DAD：disinhibited attachment disorder），這是一種典型的將依戀障礙症狀誤認為過動症、在近年引起關注的疾病，在DSM－5中稱為失抑制社會交往症（DSED：disinhibited social engagement disorder）。

有一種類型的依戀障礙對任何人都會一直撒嬌，主動接近所有人，也會到處跟人親暱搭話，無法區分可以依賴和無法依賴的對象。當與特定的依戀對象關係不完整，或是光靠一名依戀對象無法提供充分的連結與愛情時，他們就會向外尋求其他人來彌補，因此衍生出這種行為。

失抑制型依戀障礙聽起來似乎是一種很嚴重的疾病，但其實每個人都遇過這種狀態的孩子。舉例來說，本章開頭提到的高中女生A小妹在年幼時可能就是處於這樣的狀態。

失抑制型依戀障礙主要有下面三種特徵症狀：

①不論是親近的對象或是初次見面，都會表現得很親暱

・不怕生，對任何人都會主動接近搭話。

・會突然對剛剛才認識的人提出私人問題。

・不管對象是誰都會主動討抱，或是突然坐在對方的腿上。

②缺乏自制力，跟隨自己的心情和欲望行動

・想到什麼就脫口而出。

・比起待在同一個地方，更喜歡蹦蹦跳跳四處跑。

・沒人一直盯著就會馬上跑到別的地方。

③試圖引起別人的注意

・故意做一些引人注目的事，企圖藉此得到愛與關心。

・過度索求別人的陪伴。

・會誇大其詞或編造故事。

其中特徵最顯著的是①的極度親暱表現。當我們遇到這樣的孩童時，雖然會有些驚訝，但多半會被他們的天真爛漫打動而喜歡上對方。

「紅髮安妮」也有失抑制型依戀障礙的特徵

許多人都十分喜歡的世界名著《紅髮安妮》與《阿爾卑斯山的少女海蒂》的主角，也都有失抑制型依戀障礙的特徵。不會懷疑對方、總是十分親近別人、說話與做事隨心所欲，這些特色可說與她們的魅力密不可分。失抑制型依戀障礙常發生在安妮與海蒂這種不是由父母撫養的孩子或是受虐兒童身上。這些症狀有助於她們適應不理想的環境，得到來自周遭的愛與關心，藉此生存下去。

查看②與③的症狀，會發現其中有不少具有過動、衝動及注意力不集中的特徵，與過動症相當類似。事實上，許多失抑制型依戀障礙者也會被診斷為過動症。

由醫師的觀點來看，有時患者的症狀隨著年齡改變後，會很難找到特徵症狀，診斷也會更加困難。①的與人過度親暱在幼兒時期很容易發現，但隨著年齡增長會漸漸不再引人關注，如此一來，就只剩下②的失抑制與③的索求關愛，其中②的傾向強烈時很難與過動症區分，③則可能演變成表演型人格障礙或邊緣性人格障礙。

為了正確區分症狀，必須由相關證據或證詞了解患者幼兒期的狀態。若是有養育者中途更替、親情不足等養育問題，那麼不怕生、對任何人都立刻表現親暱、主動搭話或碰觸身體的案例，患有失抑制型依戀障礙的可能性就比過動症更高。

失抑制型依戀障礙在五歲前出現，但對人際關係的影響在某種程度上往往會持續很長一段時間，即使在特定養育者的陪伴下好轉，症狀還是很容易長期持續。

相對地，與依戀對象的離別容易引發對任何人都不敞開心扉也不親近人的抑制型依戀障礙，這類案例在特定養育者的用心陪伴下多會出現較快速的好轉，但若之後的養育環境不理想，可能會造成失抑制型依戀障礙或不穩定的依戀關係。

診斷基準的矛盾與混亂

失抑制型依戀障礙多伴有衝動、無法保持安靜、注意力容易渙散等傾向，有時與過動症很難區分，而讓這種混亂加劇的，是診斷基準本身的混亂。

DSM－5將失抑制型依戀障礙分類為「心理創傷及壓力相關障礙群」，明確區分其與屬於「神經發展障礙群」的過動症有不同的致病因素，但失抑制型依戀障礙患者卻可以被診斷為過動症，因為診斷基準認為單純的失抑制型依戀障礙不會有注意力缺失與過動症狀。然而，在臨床上與這類孩童接觸的醫療人員都知道，失抑制型依戀障礙者有很高的比例都有注意力缺失與過動症狀，再者，由依戀障礙是因催產素功能降低導致的生理機制來看，失抑制型依戀障礙伴有過動與注意力缺失症狀是十分理所當然的。

因虐待或養育問題而由其他人收養的孩子，患有失抑制型依戀障礙的比例會提高一半以上，然而近年的研究指出，沒有明顯的虐待或養育者更替等特殊風險因子的一般家庭兒童，也有百分之六在症狀上符合失抑制型依戀障礙的診斷基準[9]。

百分之六這個比例已經與過動症的盛行率不相上下。實際上，這份研究在同一個群體中找到的過動症兒童只佔百分之二，也就是說，失抑制型依戀障礙其實比過動症更接近你我，若是將失抑制型依戀障礙診斷為過動症，將會導致過動症的案例灌水般增加。

現代常有父母離婚與兒童虐待的狀況，相信被診斷為過動症的患者中因此隱藏著不少失抑制型依戀障礙的案例。

機制三　依戀障礙在一段時間後引發疑似過動症

(3)的依戀障礙引起疑似過動症，與依戀障礙本身症狀就類似過動症的狀況（機制二）不同。依戀障礙引發的過動症是在受虐等因素導致依戀關係受損多年後，才因其影響而出現疑似過動症的症狀，且愈來愈明顯，也就是具有一種遲發性機制。

有一份研究支持了這項論點。之前已經介紹過，英國的倫敦大學聖喬治學院與瑞典的卡羅林斯卡學院發表的報告指出，一歲與八歲時屬於混亂型依戀的兒童在六到十年後較容易出現過動症症狀。另有一份芬蘭收養外國兒童的長期追蹤研究[10]指出，出現依戀障礙或失抑制型依戀障礙的兒童，之後較容易產生過動症症狀及情緒、行為問題。

從這些研究中可以看出，首先發生的是依戀問題，接著便容易引發包括疑似過

9 Kay et al., "Disinhibited Attachment Disorder in UK Adopted Children During Middle Childhood: Prevalence, Validity and Possible Developmental Origin." J Abnorm Child Psychol. 44(7): 1375-86., 2016.

10 Elovainio et al., "Associations between attachment-related symptoms and later psychological problems among international adoptees: results from the FinAdo study." Scand J Psychol. 56(1): 53-61., 2015.

動症在內的情緒與行為障礙。

卡羅林斯卡學院在二〇一七年又提出一份新的研究報告，證實八歲時屬於混亂型依戀的兒童到了十八歲會有輕度的工作記憶能力低落與認知功能障礙，以及相對明顯的注意力不集中、過動與衝動等行為障礙。

這份研究的結果與成人過動症出現的傾向一致，可以說證實了遲發性過動症至少有一部分的案例與依戀障礙有關。

貧困等社會經濟條件會使罹患過動症的風險大幅提高，為了解析其中的機制，英國的研究團隊分析了針對一萬九千名以上的兒童實行的大規模世代調查，發現社會經濟因素其實是透過依戀與親子關係才成為拉高「過動症」發病風險的機制[11]。這裡提到的「過動症」究竟是原本的高遺傳性神經發展障礙，還是疑似過動症呢？我想，最有可能的是兩者混雜在一起。

從這份研究結果可以看出，就算經濟條件不佳，與父母之間穩定的依戀關係仍然能降低子女出現過動症等行為問題的風險。

母親的依戀類型與孩子的過動症

德國科隆大學（University of Cologne）的研究進一步驗證了這一點。研究者將參與調查的母親與孩子分成三組，第一組是孩子接受過動症治療，第二組是孩子雖然有過動症狀但沒有嚴重到需要治療，第三組則是孩子沒有過動症狀。分析後發現，孩子的過動症狀愈嚴重，母親的依戀關係就有愈高的比例是不穩定型或未解決型[12]（曾經遭受依戀關係的傷害，是最不穩定的依戀類型，相當於兒童的混亂型）。

科隆大學的研究者請母親述說自己與雙親的關係，藉此調查她們的依戀類型，發現對自己的父母有未解決的心理傷害這一點，與她們的孩子有過動症狀之間具有關聯性。依戀類型不穩定的母親，與孩子之間的依戀關係也容易不穩定，常會對孩子做出負面反應，可能因此造成孩子的行為問題。這裡需要留意的是，母親的依戀

11 Russell et al., "The association of attention deficit hyperactivity disorder with socioeconomic disadvantage: alternative explanations and evidence." J Child Psychol Psychiatry. 2014 May; 55(5): 436-45.

12 Kissgen et al., "Attachment representation in mothers of children with attention deficit hyperactivity disorder." Psychopathology. 2009; 42(3): 201-8.

類型與其說是她自己的責任，更大一部分其實是來自雙親的養育。

一路看來可以發現，母親與外祖父母間的不穩定關係會造成母親的不穩定依戀，接著又造成了孩子的混亂型依戀以及過動症風險升高，形成一條完整途徑。這項發現提供了重要的參考，告訴我們必須如何協助才能預防及改善包括疑似過動症在內的過動症。

機制四　與養育因素以外的環境因素有關

在類型(4)中，關聯最大的是孩童大腦受到的資訊環境影響以及其所造成的睡眠問題。

英屬哥倫比亞大學（University of British Columbia）的塔尼亞・威廉斯（Tanya Williams）以一處通訊不良而無法收看電視的村莊為研究對象，比較布設有線電視前後兩年間村民的狀態與能力，發現孩童的變化比大人更加明顯。有電視之前，孩童的讀解能力與創造能力大幅領先全國平均值，但在一年後就降低到與平均值無異。更明顯的變化在於行為方面，有了電視之後，孩童不僅有使用攻擊性語言的傾向，打架與暴力行為也跟著增加，身體暴力達到二．六倍之多。

另一份在美國進行的世代研究[13]則以八七五名兒童為研究對象，由一九七七年這群兒童八歲開始追蹤到三十歲，期間共二十二年。結果發現八歲時長時間收看電視的人，在三十歲時容易出現攻擊性、犯罪前科或虐待孩童等問題。

這些影響或許是來自電視取代了其他活動，或是促使兒童模仿電視節目中的行為；也可能是因為常看電視的孩子父母較為忙碌，親子之間的依戀關係不穩定——例如第六章開頭提到的少年——因此也很難全部歸因為前者的負面影響。

此外，近年也有研究指出幼年期若長時間盯著電視畫面，將會直接影響中樞神經系統的發育，可能引發行為控制或注意力相關問題。

根據日本的社會技術研究開發中心執行的推進專案所進行的研究[14]發現，一

13 Huesmann et al., "Longitudinal relations between children's exposure to TV violence and their aggressive and violent behavior in young adulthood: 1977-1992." Dev Psychol. 2003 Mar; 39(2): 201-21.

14 Cheng et al., "Early Television Exposure and Children's Behavioral and Social Outcomes at Age 30 Months." J Epidemiol 2010; 20(Suppl 2): S482-S489.

歲半時長時間收看電視的幼兒到了兩歲半時，注意力缺失與過動的狀況會加重，且親社會傾向（與其他小孩一起玩、幫助有困難的人）較低。令人玩味的是，兩歲半幼兒的注意力缺失、過動與親社會傾向受到的影響，多半來自一歲半時看了多少電視，而非兩歲半時。這可能是因為神經發展在年紀小時最旺盛，受到影響的程度也較大。

根據這份研究可知，一歲半的幼兒有百分之二十九．四每天看電視四小時以上，高於兩歲半幼兒的百分之二十四．五。這或許是因為父母無法分身照顧時，便會用遊戲床或學步器將一歲半的幼兒困住，讓電視當孩子的保母。

較大一點的孩子則有沉迷電玩與智慧型手機的傾向。與電視相同的是，長時間使用電玩與智慧型手機也會造成注意力、行為控制與親社會傾向的負面影響[15]。

已有研究指出[16]，觀看電視、遊戲機與智慧型手機畫面的合計時長不但會造成兒童的注意力問題，且這些問題在兒童長大成人後依然存在。

觀看畫面的時間變長不僅影響孩童的神經系統發展，也會讓對話、眼神接觸與肌膚接觸減少，影響依戀關係的形成。一旦沒有得到足夠的關懷與愛，孩子便學會用媒體的刺激轉移注意力，長時間使用後對神經系統的影響將會更嚴重。

這種影響以渾然一體的方式作用在發育與依戀關係上。幼兒只要持續這種狀態一年就會受到影響，即便在成長後，長時間的媒體成癮也會造成各種負面影響。舉例來說，已有研究報告指出電玩成癮的時間愈長，大腦中與衝動抑制相關的前額葉皮質就縮得愈小[17]，這也會造成與過動症極為類似的狀況。

食品添加物等化學物質的影響

除此之外，學界也指出了數個可能帶來風險的環境問題。

舉例來說，過去水管、汽油與塗料常會添加鉛，但一九七〇年代大眾懷疑起鉛的神經毒性可能影響發育，因此開始限制鉛的使用，先進國家民眾接觸到鉛的頻率

15 岡田尊司，《網路及電玩成癮》，文春新書，二〇一四。

16 Swing et al., "Television and Video Game Exposure and the Development of Attention Problems." Pediatrics 2010 Aug; 126(2): 214-21.

17 Lee et al., "Abnormal gray matter volume and impulsivity in young adults with Internet gaming disorder." Addict Biol. 2017 Sep 8.

也大幅減低，但其影響至今尚未明朗。

現代大眾則對食品添加物也懷抱極強的警戒心。和對鉛的疑慮一樣，人工合成色素、人工香料與人工防腐劑的危險性自七〇年代開始受到批評，過敏症專科醫師班傑明・費戈德（Benjamin F. Feingold）則以不含添加物的飲食療法改善了許多有過動症狀的案例。

費戈德醫師的飲食療法引發了批評與攻擊，有論文指出對照實驗證實飲食療法並沒有效果，但這篇論文本身也啟人疑竇，批評者指出其作者群接受利益關係者的金援，並將不利於結論的結果（也就是去除添加物後確實改善的案例）從統計對象中刪除[18]。另一方面，有數千名父母聲稱孩子使用這種飲食療法後狀況確實有所改善，直到今天，費戈德醫師的飲食療法仍有一部分忠實支持者。

二〇〇四年，為了解決這個問題，英國的研究團隊進行了大規模實證研究。研究對象是一八七三名三歲兒童，根據有無過動與過敏體質分成四組，在一週內只讓他們食用不含人工合成色素與防腐劑的食物，再隨機分為兩組，一組飲用添加人工合成色素或防腐劑的飲料，另一組則飲用極為相似的飲料（不含人工合成色素與防腐劑的安慰劑），最後由父母與檢查人員評斷兒童在測試後的狀態。

這項實驗使用了嚴格的雙盲試驗法，接受實驗的兒童本人、父母與檢查人員，都不知道兒童飲用的到底是加了添加物還是極為相似但沒有添加物的飲料。

實驗結果十分令人驚訝。在未服用食品添加物的一週內，兒童的過動傾向在統計學上明顯降低，相反地，開始飲用加了食品添加物的飲料後，與安慰劑組比較，添加物組的父母認為兒童的狀況在統計學上有明顯的惡化。

出現如此明確的研究結果後，英國的食品標準局（Food Standards Agency）與歐盟的歐洲食品安全局（European Food Safety Authority）在二〇〇八年修訂了指南，強制規定使用六種人工色素的食品與飲料必須在包裝上標註「對兒童的活動與注意力有負面影響[19]」。美國則忽視了這項研究，但愈來愈多的研究證實食品添加物與過動症、自閉症有關，這項事實將愈來愈難以忽視。

二〇一六年，台灣的研究團隊調查了含人工甜味劑的飲料攝取量與兒童過動症的傾向，發現飲用含人工甜味劑冷飲的兒童過動症發病機率，是不飲用的兒童的三．七倍[20]。

18 馬修．史密斯著，石坂好樹、花島綾子、村上晶郎譯，《過度活躍：過動症的歷史變遷》第五章。

19 同前書。

此外，美國也有一項研究驗證停止攝取人工色素的影響[21]，發現約三分之一的案例在停止攝取人工色素後出現明顯的改善（過動症症狀改善四成以上）。

不過就算是專業醫師，也很少人知道這些方法可以有效改善過動症狀，即使知道，也還是有不少人抱持懷疑的態度。

除了食品添加物，其他的物質也會帶來風險。例如孕婦若攝取酒精、尼古丁或藥物等化學物質會對胎兒造成影響；鎮靜劑等藥物與酒精亦會引發成人的過動症。

重新審視表觀遺傳學與環境因素

回到本書最基本的問題，一般認為發展障礙是遺傳性高的疾病，其中的過動症卻在短期間內大幅增加，我們該如何理解這個現象？

麥可・盧特透過羅馬尼亞孤兒的追蹤研究，發現自閉症與過動症等一般認為屬於高遺傳性的疾病，其實受到養育因素極大的影響，之後也陸續有其他研究報告指出同樣的結果。

這時「表觀遺傳學」遂開始受到矚目。表觀遺傳學認為基因的發現與否會受到環境因素及該基因與其他基因的關係影響，即使具有同樣的基因，只要機制沒有啟動就不會被發現，反之，也可能因為環境因素而促使發病。也就是這項學說認為過動症的確是一種遺傳因素強的神經發展障礙，但養育條件等環境因素會與基因產生相互作用，因而成為發病的導火線。事實上，已有研究指出許多基因都有這樣的機制，學界也慢慢解析出與過動症相關的基因會因環境條件而以不同的方式被發現。

舉例來說，二〇一五年發表的研究指出，若兒童帶有過動症的風險基因多巴胺受體Ｄ４，且母親在孩子一歲兩個月時缺乏關注其情緒的敏感度，則孩子很可能在一歲半就開始出現行為問題[22]。即使同樣帶有風險基因，只要母親對孩子的情緒夠

20 Yu et al., "Sugar-Sweetened Beverage Consumption Is Adversely Associated with Childhood Attention Deficit/Hyperactivity Disorder." Int J Environ Res Public Health. 2016 Jul; 13(7): 678.

21 Nigg et al., "Meta-analysis of attention-deficit/hyperactivity disorder or attention-deficit/hyperactivity disorder symptoms, restriction diet, and synthetic food color additives." J Am Acad Child Adolesc Psychiatry. 2012 Jan; 51(1): 86-97.e8.

22 Windhorst et al., "Differential susceptibility in a developmental perspective: DRD4 and maternal sensitivity predicting externalizing behavior." Dev Psychobiol. 2015 Jan; 57(1): 35-49.

敏感，孩子不發病的機率就比較高。

不過同一份報告也指出，即使兒童沒有風險基因，只要母親在其四歲時缺乏敏感度，無法與孩子有情緒共鳴，孩子到五歲時就容易出現行為問題。也就是說，風險基因與環境因素相互作用後會使行為問題提早出現，但母親的敏感度對發病風險的影響更大。

虐待或忽視等缺乏情緒敏感度的惡劣環境，會讓依戀關係所需的催產素受體基因發生「甲基化」變異。甲基化是一種表觀遺傳學的機制，會改變基因的運作，剛剛提到的多巴胺受體D4基因也會在甲基化之後無法順利運作，因而使注意力不集中等症狀加重[23]。

亦即有一種可能性是母親的敏感度問題使依戀關係不穩定，不穩定的依戀又使孩子的行為問題更加嚴重，促使過動症發病。過動症兒童血液中的催產素濃度較低是眾所皆知的事實，且也已經有研究證實行為問題嚴重的案例，其血液中的催產素濃度更低[24]。若催產素無法充分發揮作用使行為問題惡化，這種可能性就會更具有現實感。

已有研究指出，甲基化造成催產素受體無法順利運作，會使催產素濃度更易降低[25]，不僅因此造成依戀關係不穩定、缺乏情緒共鳴，還會產生攻擊性行為問題以及類似過動症與自閉症的症狀，這樣的機制顯而易見。

實際上，最新研究證實了迴避型依戀的人，體內依戀關係所需的催產素受體基因有甲基化的情形，可能就是這樣導致依戀的功能減低[26]。從分子便可看出幼兒時期的遭遇會改變基因的作用，對一個人的人格、人際關係甚至是與配偶、子女的關係都會造成持續性的影響。

這種機制目前還在持續解析，如果環境因素會改變基因或基因的發現方法，就能說明養育方式這種環境因素為何有促進或抑制過動症的效果。

23 Dadds et al., "Epigenetic regulation of the DRD4 gene and dimensions of attention-deficit/hyperactivity disorder in children." Eur Child Adolesc Psychiatry. 2016 Oct; 25(10): 1081-9.

24 Işık et al., "Serum levels of cortisol, dehydroepiandrosterone, and oxytocin in children with attention-deficit/hyperactivity disorder combined presentation with and without comorbid conduct disorder." Psychiatry Res. 2018 Mar; 261: 212-219.

25 Dadds et al., "Methylation of the oxytocin receptor gene and oxytocin blood levels in the development of psychopathy." Dev Psychopathol. 2014 Feb; 26(1): 33-40.

26 Ein-Dor et al., "Epigenetic modification of the oxytocin and glucocorticoid receptor genes is linked to attachment avoidance in young adults." Attach Hum Dev. 2018 Mar 7: 1-16.

不斷膨脹的根本性疑問

但若是如此，有個疑問也將跟著浮現——過去我們一直將遺傳因素強的神經發展障礙當成「原本的過動症」，而將養育等環境因素造成的症狀稱為「疑似過動症」，但兩者的差異究竟是什麼呢？如果過動症不會因為單純的遺傳因素而發病，而是按照表觀遺傳學機制，由環境因素控制基因而引起，那麼原本的過動症與疑似過動症之間的差異，便是遺傳因素與環境因素的影響程度與其基因的差異。

或許符合過動症診斷基準的症狀，可以分為帶有多巴胺受體D4等較為強烈的風險基因的類型，與風險基因較少但與依戀關係有關的催產素受體基因甲基化而發病的類型，發病的時間點則受基因風險度及負面環境因素的程度影響。不過，不論是哪一種類型，只要伴有依戀障礙就更難以區分。

被診斷為過動症的兒童當中，一般認為原本的類型是遺傳因素較強的神經發展障礙，但如前所述，這種類型只佔不到兩成，大部分的過動症兒童其實與不穩定的依戀關係等養育因素有關。其中較能證明基因影響的持續型（症狀不僅在兒童期出現，還持續到青年期）盛行率約為百分之四，相對地，符合過動症診斷的兒童比率約為兩倍以上。也就是說，一半以上的過動症兒童應該是受到養育等環境因素影響較強的類型。

如此一來，過動症是遺傳因素強的神經發展障礙這種定義與現狀之間的不協調便更加明顯。之前已經提過，這項定義幾乎只有一個證據，就是雙胞胎研究計算出的高遺傳率。在當時的研究中，遺傳因素的影響為百分之七十六，而養育因素（共通環境因素）竟然是零。

填補這段落差的，是環境因素會透過表觀遺傳學的控制影響基因的發現。我對這一點並無異議，但必須注意的是，有一種詭辯認為對表觀遺傳學產生作用的環境因素伴有基因的變化，因此應該算是一種遺傳因素。

舉例來說，有研究[27]指出尼古丁會引起肺癌與表觀遺傳學的機制有關。尼古丁對基因產生影響，會切斷抑制致癌的基因作用，或是反過來打開致癌的基因開關。因此雖說尼古丁是環境因素，但由於它會對基因產生影響，所以算是遺傳因素。這種理論若是說得通，那麼所謂環境因素究竟是什麼呢？真相應該是環境因素引起疾

27 Gao et al., "Tobacco smoking and methylation of genes related to lung cancer development." Oncotarget. 2016 Sep 13; 7(37): 59017-59028.

病之際，是基因與環境發生了相互作用。

話題回到過動症，就算退一百步假設表觀遺傳學機制造成的影響全都不是環境因素，而是遺傳因素，在兒童期局限型中能以基因影響來說明的也不到百分之二，那麼剩下的巨大落差到底該如何解釋呢？

此外，過動症當中屬於腦炎後遺症等原本（生物學因素較強）神經發展障礙的狀態，可能是由母親孕期中的酒精、尼古丁與藥物攝取，或生產時的問題、出生時體重過輕所導致。與其說是遺傳，其實與孕期或生產時的情況、幼年期的頭部外傷、嬰幼兒期的外界因素等環境因素更有關。

說到幼年期頭部外傷，已有統計證實原本沒有過動症的兒童若因頭部外傷而住院（事發時為三至七歲），則有約四分之一的人在五至十年後會出現過動症狀（嚴格說起來是衍生性的疑似過動症），此外，家庭功能不完整的孩子，頭部外傷導致疑似過動症的風險也較高[28]。這同樣顯示出比起遺傳因素，不利的環境因素才是這類悲劇真正的元凶。

定義與實際情況間的落差，可以解釋成若父母本身有過動症或疑似過動症，孕期中喝酒、吸菸的風險會提高，也較容易無法好好照顧孩子。若只看症狀，從父母是過動症、孩子也容易是過動症的事實判斷，就會推導出遺傳因素較強的結論，但孩子還在腹中時，母親的特性對其而言就是環境，因此實際上還是具備環境因素。

解開高遺傳率的詛咒

當某個前提產生了致命性的矛盾時，直接質疑這個前提才是符合邏輯的思考方式。然而，過動症是高遺傳性的神經發展障礙這個想法太過根深柢固，可以說，過去醫界一直都用挖東牆補西牆的方式勉強支撐著這個前提，但如今矛盾愈來愈大，已經到了極限。

在這種狀況下，部分專家產生了第三章提到的疑問，也就是雙胞胎研究真的能正確評估過動症的遺傳因素跟養育因素嗎？

---

28 Narad et al., " Secondary Attention-Deficit/Hyperactivity Disorder in Children and Adolescents 5 to 10 Years After Traumatic Brain Injury." JAMA Pediatr. 2018 May 1; 172(5): 437-443.

其實，其他的疾病與特質也出現了許多對於雙胞胎研究的質疑。同卵雙胞胎比異卵雙胞胎更容易擁有相同的環境，目前有愈來愈多的意見認為雙胞胎研究計算出的遺傳因素數值應該也包括了相同環境的影響。雙胞胎研究的方法有其限制，可能因此無法分離過動症的養育因素與遺傳因素，而將兩者都計算成遺傳因素。果真如此，遺傳因素的影響應該更小，而養育因素的影響則更大。

如此一來，以往的認知就會被顛覆。認為過動症是遺傳性強的神經發展障礙的最大根據，是高度的遺傳率，若這個前提不存在，長年以來根深柢固的「過動症是神經發展障礙」的概念也就必須大幅修正。過動症受到養育等環境因素造成的影響不低於遺傳，一種正確反映現狀的新概念或許會就此誕生。

之所以會造成現在的混亂狀況，是因為過動症的遺傳因素與養育因素難分難解，非常容易彼此混同。

舉例來說，有一份研究是針對之前提過的「使用他人卵子懷孕」的案例與「出生後就被出養」的案例，調查出生的孩子比較容易繼承生母或是養母的過動症狀。結果發現，孩子與生母的過動症狀完全沒有關聯，但與養母的過動症狀卻明顯相關。從這份研究可以看出，至少在母親這部分，養育因素比遺傳因素更能影響過動症的發病。那麼，生母難道完全不會影響孩子嗎？當然不是這樣，遺傳性的影響確實存在。生母若有過動症狀，孩子也會較為活潑且有衝動傾向，但這只是一種特質，不代表是過動症症狀。決定孩子是否出現過動症狀的，是母親對這樣的孩子是否抱持敵意，若養母本身有過動症狀，則較容易對跟自己有相同特質的孩子懷抱敵意。

這些研究結果都指出了為何過去人們難以正確理解遺傳因素與養育因素的影響。遺傳因素（衝動的特質）不僅會直接形成環境因素（不適當的養育），兩者之間還有很強的交互作用。

遺傳因素加上環境因素，除了會開啟「過動症」的發病開關，前者也會影響後者，進而引發更嚴重的惡劣環境，這種雙重的交互作用會使環境因素進一步增強遺傳因素，結果連增強效果也被算在遺傳因素內。當我們能夠理解這一點，就會知道為何一般的雙胞胎研究無法確實檢測出養育因素。

對兒童的敵意也可以說是缺乏共鳴的養育態度或心理虐待，這些敵意可能會使身體虐待更加嚴重。同樣地，已有幾項研究發現虐待或不穩定的依戀關係，會在幾年後引發過動症症狀。這些狀況儘管令人遺憾，但在思考如何預防包含疑似過動症在內的過動症時，卻是非常重要的線索。

8

造成痛苦的真正原因

日漸高漲的疑問

被診斷為過動症、開立了處方藥，症狀卻沒有改善；服藥後只有一段時間有效，之後甚至有惡化的跡象——這些來到診所的人所陳述的痛苦困境，使我開始尋找「真正的原因」。

根據臨床醫療中感到的不協調感調查現狀後，我發現在發展障礙中泡沫化最嚴重的過動症，終於從「成人過動症」這個漏洞開始破裂。

過動症若真的是目前定義的高遺傳性神經發展障礙，根本不可能在短短十年內大幅增加。被診斷為過動症的案例真的是過動症嗎？說起來，過動症到底是什麼？追溯這段短得令人驚訝的歷史，便會發現醫學概念被商界與醫界的勢力鬥爭玩弄在股掌之間。

我們該如何思考這些痛苦民眾的症狀？過動症本身並沒有生物指標（可成為診斷依據的症狀或檢查結果），因此診斷基準只針對患者主訴的症狀，容易與主觀混淆，也十分容易造成過度診斷與過度用藥。

診斷與藥物療法都是以「過動症等於神經發展障礙」的定義為前提，這項定義最主要的根據是遺傳因素，但目前這一點卻出現了重大的疑慮。反之，在雙胞胎研究中被認為毫無關聯的養育因素，已經被證實是最重要的環境因素，也是過動症發病的關鍵。就算有遺傳基因，只要養育環境良好，可能就不會發病；而即便沒有遺傳基因，也可能因為養育環境不佳而造成符合過動症診斷基準的症狀。

結果，這些所謂的過動症狀態，並不是只由遺傳因素造成，其特徵毋寧是對環境非常敏感，其中又以養育環境造成的影響最大。因此，環境的變化很容易讓患者呈倍數增加。

在這裡，我想更進一步探討為何過動症在全世界都在增加。這種現象只限於過動症嗎？究竟在這層表象底下發生了什麼樣的異變？

並非每種精神疾病都在增加

讓我們先把焦點從過動症移開，用更寬廣的視野來觀察。

目前，精神醫療界的「主角」正逐漸交替，過去思覺失調等精神疾病因患者人數眾多且難以治癒而佔據了精神醫療的核心，但以往較少出現的「配角」卻因患者人數增加且難以治療處理，而漸漸盤踞精神醫學界的中心。具體來說，較為輕微的憂鬱與焦慮症患者人數急速增加，與此同時，身心症等壓力性疾病、物質濫用成癮、邊緣性人格障礙（反覆企圖自殘或自殺，情緒不穩）、進食障礙、解離症，以及與發展障礙只有一線之隔的其他障礙就在我們身邊，且往往難以治療，令許多人苦惱不已。

日本厚生勞動省每三年會進行一次「患者調查」，若觀察一九九六年至二〇一四年十八年間的結果，會發現精神疾病患者的人數由一八九萬人增加至三二一萬人，增幅將近一．七倍，不過，思覺失調症患者的人數幾乎沒有成長。相對地，增加幅度引人注目的是憂鬱症等「情緒障礙」類（約二．五倍）、「精神官能症、壓力相關障礙與身體症狀障礙症」類（約一．五倍），以及包含過動症與自閉症在內

表 8-1

精神疾病患者人數的變遷（出自日本厚生勞動省的「患者調查」）

（單位：千人）

	1996	1999	2002	2005	2008	2011	2014
血管性及不詳的失智症	91	121	138	145	143	146	144
因酒精（飲酒）造成的精神與行為障礙	55	44	49	51	50	43	60
使用其他精神作用物質造成的精神與行為障礙	6	6	7	9	16	35	27
思覺失調症、思覺失調症型障礙及妄想性障礙	721	666	734	757	795	713	773
情緒障礙（包括躁鬱症）	433	441	711	924	1041	958	1116
精神官能症、壓力相關障礙與身體症狀障礙症	466	424	500	585	589	571	724
智能障礙（智能發展遲緩）	42	41	40	68	41	44	37
其他精神與行為障礙	78	84	103	124	164	176	335

的「其他精神與行為障礙」（約四．三倍），其中「其他精神與行為障礙」則包括孩童的情緒障礙與成人的人格障礙。

發展障礙愈來愈多這種說法實在太過輕率，也沒有切中重點，因為智能障礙與學習障礙其實並未增加，而且社會壓力或環境改變也無法說明這項問題的本質。因為十九世紀西歐國家的都市化與工業化造成了思覺失調症患者爆炸性增加，而日本由大正到昭和時代也經歷過這段時期，但近來數十年間思覺失調症並未增加，因此發展障礙的增加無法單純用社會壓力或環境改變來解釋。

表象背後的事實

那麼，究竟發生了什麼事？

我推論出的假設，是依戀關係的不穩定造成相關症候群增加。

過去的研究證實，與不穩定的依戀關係在統計學上有顯著關聯的精神疾病與行為障礙有以下這些：

・憂鬱症、輕鬱症（持續性憂鬱症）、年輕患者的雙極性情感疾患
・焦慮症
・邊緣性人格障礙、進食障礙、解離症
・藥物成癮、網路成癮、賭博成癮
・疑似過動症、疑似自閉症、破壞性行為障礙

依戀關係愈不穩定的人罹患這些疾病的風險愈高，同時，這些也都是近來數十年間明顯增加的疾病。

另一方面，思覺失調症、智能障礙與學習障礙並未明顯增加，這些疾患與不穩定的依戀關係之間並沒有統計學上的明顯關聯[1]。

如果精神疾病與行為障礙急速增加的背後，其實是不穩定的依戀關係造成的障礙增加，那麼就可以得到合理的答案。

此外研究指出，除了疾病或障礙之外，現代社會問題中與不穩定的依戀關係有明顯關聯的包括虐待、霸凌、家暴、騷擾、離婚、不婚、無性生活等等，每一種都是現代社會急速增加的問題，也是造成現代人痛苦的壓力來源。

依據這些現實狀況，我認為依戀關係不穩定的人愈來愈多，除了引發與依戀相關的精神疾病，虐待、霸凌、家暴與離婚案例也會增加，且再次引發依戀關係的不穩定，造成「依戀崩壞」[2]。依戀的不穩定會再次引發依戀的不穩定，而這種惡性循環正在持續。

症狀多樣化的依戀相關障礙特徵

發病風險會因不穩定的依戀關係而提高的疾病，稱為「依戀相關障礙」。

依戀相關障礙的第一個特徵是症狀十分多樣化。以醫學的診斷基準來分類，憂鬱等情緒障礙、恐慌症、進食障礙、物質成癮、人格障礙、解離性障礙、過動症等

1 然而，有依戀障礙的人有時會暫時出現類似思覺失調症的精神症狀，這種疑似思覺失調症（又稱為思覺失調症類群障礙）患者在年幼時當然都屬於不穩定的依戀型態。此外，孕期服用藥物或酒精、受虐或兒童疏忽也會提高智能障礙與學習障礙的風險，因此不能斷定這兩種障礙與不穩定的依戀關係完全無關，但九成都與對雙親依戀關係不穩定的過動症不同。年幼時的不穩定依戀關係並不會在一段時間後轉變為智能障礙或學習障礙。

2 岡田尊司，《依戀崩壞：無法愛孩子的大人》，角川選書，二〇一二。

都可能是依戀相關障礙。

不過，出現各種症狀、診斷出多種病名後，若把問題的根源視為依戀障礙，就不會被表面上的症狀迷惑，而能夠理解本質上的病理，以適當的方式應對。

依戀相關障礙的第二個特徵是症狀容易隨著年齡與時間改變。

例如小時候是過動症，年齡稍大後出現明顯的憂鬱與情緒障礙，甚至被診斷為邊緣性或迴避性等人格障礙。有時恐慌症、物質成癮、進食障礙或慢性疼痛等身體的不適症狀會較明顯，這類症狀過去一直被認為是發展障礙的併發症，但很難說是發展障礙固有的症狀。另一方面，若問題的根源是依戀障礙，症狀的多樣性與變化就是一般常見的狀況。

依戀系統是保障人們生存與身心健康的主要機制，也是人際關係與社會性的基礎，支持親子與夫婦的情感連結，保護我們不被壓力、恐懼等各種威脅傷害，更是孩童發展與成長的基石。當這項機制無法好好發揮功能時，便會依當時的年齡與狀況出現各種症狀。此外當依戀關係受損時，也會出現非常嚴重的問題，舉例來說，離婚是對依戀關係最大的傷害之一，離婚後罹患憂鬱症與酒精成癮的風險都會上升，亦有統計指出男性的壽命因此縮短十年，女性則縮短五年。

第三個特徵是症狀的嚴重度容易受到依戀關係（本人與父母等依戀對象的關係）的影響。依戀關係不穩定會造成症狀惡化，而有些案例在依戀關係改善後，症狀也消失得無影無蹤。

這些傾向在品行不良、自殘與說謊的孩童身上特別明顯，但成人也有相同的情形。最近，依戀障礙引起的身心症逐漸受到矚目，如進食障礙與邊緣性人格障礙是醫學上非常難以治療的疾病，但有些案例在依戀關係改善後就會急速好轉。

在一般的醫學思考下以分類的方式診斷，依戀相關障礙只會得到一籮筐的病名與藥物，當我們把它當成依戀類型造成的依戀相關障礙之後，才能從本質去理解，也才能找到有效的改善方法[3]。

過動兒童與情緒障礙兒童的出現及社會變化

那麼，究竟是什麼樣的環境因素變化造成依戀關係的危機，使過動症與疑似過

3 岡田尊司，《依戀療法：超越醫學模式的新恢復法》，角川選書，二〇一八。

圖 8-1

美國就業率變化（以男女區分）

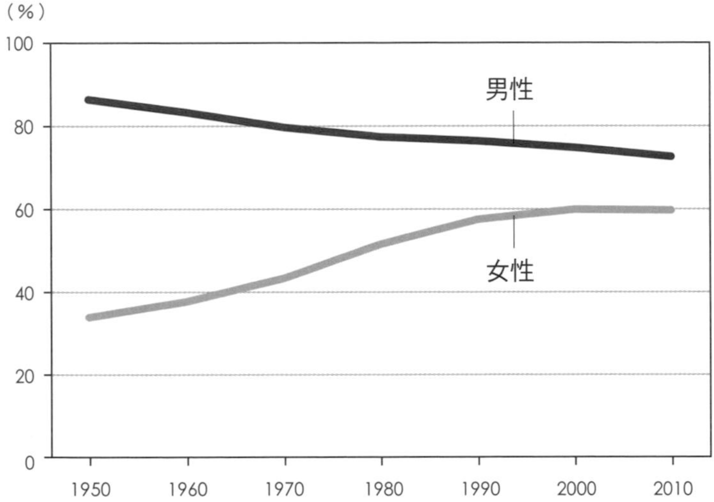

動症等依戀相關障礙急速增加？

讓我們在此回顧一下過動症大國美國的變化。

二十世紀中期，目前所謂的過動症還極為稀少，幾乎未曾引起人們的注意。一九三七年，中樞神經興奮劑首次用於改善兒童的過動與注意力問題，雖然藥效極佳卻沒有引起太大的關注，這是因為人們認為它只適用於腦炎後遺症等特殊案例。

到了七〇年代，大眾開始將以過動症為首的兒童情緒與行為障礙視為社會問題——這二、三十年間究竟發生了什麼事？

在這段期間，與親子依戀相關的事物中大幅改變的便是女性的地位與角色。

先來看看美國女性就業率的變化。第二次世界大戰結束後的一九四〇年後半，家中有六歲到十七歲孩童的女性就業率約為百分之二十五，家中有六歲以下孩童的女性就業率則約為百分之十；到了一九八〇年，兩者分別大幅提升到百分之六十與百分之四十五[4]。也就是說，在孩子就學前便開始工作的職業婦女大幅增加。

還有一個明顯變化的是離婚率。美國的離婚率在一九六〇年代至七〇年代間急速增加，一九八〇年代後則接近持平[5]。

女性就業率與離婚率開始增加時，虐待也逐漸成為受人注目的社會問題。一九六二年，「受虐兒症候群」這個詞首次出現，到七〇年代前，美國各州都制定了保護受虐兒童的法律。

甘迺迪就任總統後，美國進入六〇年代，也是公民運動最風行的時代。受到公民運動的影響，女性解放運動也活躍了起來，女性開始進入職場後，改善薪資差異

4 岩井八郎，〈性別與生活歷程：以一九五〇年代美國家庭的特殊性為中心〉，《教育・社會・文化：研究紀要（*Socio-Cultural Studies of Education*）》，一九九七，四：頁一～一六。

5 以人口平均離婚件數算出的離婚率在一九八〇年前後達到高峰，之後略有降低，但將離婚率除以婚姻率算出的相對結婚率則為〇・五，長期接近持平。

等風氣也愈來愈旺盛。然而，由於強調男女平權，因此並未出現要求產假與育嬰假的呼聲，直到今天，美國依然是唯一一個幾乎沒有有薪產假與育嬰假的先進國家。

到了六〇年代末期，愈來愈多年輕人對活著感到空虛，以嬉皮、大麻為代表的反主流文化進入全盛期。

離婚、虐待、空虛感與藥物濫用等，都是與不穩定的依戀關係有關的問題。女性解放與進入社會是必然的過程，但沒有支持的機制，使女性被迫承受過重的負擔，而孩子則是受到影響最大的族群。關懷不足、虐待與養育者更替，都是依戀障礙的主因。從六〇年代至七〇年代，情緒與行為有問題的孩童急速增加，也漸漸成為社會問題，這絕對不是巧合。

一份研究[6]解析了一九八〇年代初期美國德州的政府紀錄，顯示經濟困難的家庭較容易有虐待問題，但母親外出工作不在家的家庭，不論經濟狀況如何，兒童忽視的風險度都會升高。

母子分開的時間過長，對依戀關係的形成會產生負面影響。八〇年代另一份美國的研究[7]指出，出生後一年內是由母親以外的人照顧的嬰兒，與母親之間依戀關係不穩定的風險度會提高，若是男嬰，與父親之間的依戀關係也容易不穩定[8]。

近年美國進行的研究[9]同樣顯示，出生後七、八個月的嬰兒若是一週托育的時間超過六十小時，一歲至一歲三個月間便會出現混亂型依戀（受虐等情況下容易出現的不穩定依戀類型）的傾向。

前面已經提過，混亂型依戀的孩童容易在一段時間後出現注意力缺失等疑似過動症的症狀，不幸的是，若孩童與母親之間只有不穩定的依戀關係，不僅會造成注意力與行為控制問題，孩童也不容易對教師敞開心扉而會採取反抗態度，進而被貼上問題兒童的標籤[10]。

6 Spearly & Lauderdale, "Community characteristics and ethnicity in the prediction of child maltreatment rates." Child Abuse Negl. 1983; 7(1): 91-105.

7 Belsky & Rovine, "Nonmaternal care in the first year of life and the security of infant-parent attachment." Child Dev. 1988 Feb;59(1): 157-67.

8 乍看似乎是很奇妙的現象，但其實臨床醫師很常遇到類似的狀況。在時間與體力上沒有餘力的女性，只要忙著照顧孩子就沒有心力理會丈夫。丈夫很容易覺得妻子心裡只有孩子，也就是孩子與丈夫成了競爭對手，孩子若是男孩，這種競爭關係可能會更激烈。

9 Hazen et al., "Very extensive nonmaternal care predicts mother-infant attachment disorganization: Convergent evidence from two samples." Dev Psychopathol. 2015 Aug; 27(3): 649-61.

10 O'Connor et al., "Early mother-child attachment and behavior problems in middle childhood: the role of the subsequent caregiving environment." Attach Hum Dev. 2014; 16(6): 590-612.

父母的關愛不足所產生的空缺，是由電視等媒體來填補。美國在一九四一年七月[11]首次播映電視節目，真正的普及則是自戰後開始，一九五〇年還只有百分之十二·三的家庭擁有電視，但在五〇年代便急速普及。

五顏六色的甜食也填補了孩童的寂寞心情，卻沒有人知道這些甜食裡加入了滿滿的食品添加物，兒童每天都在攝取可能會讓注意力不集中更加惡化的物質。

到了現代，美國更是先進地區中虐待與家暴問題最嚴重的國家。離婚與家庭破碎的案例所在多有，四成的孩子是來自未婚媽媽，近三成的家庭是單親家庭，由生父生母以外的人養育的孩子，約高達整體兒童的百分之四，人數超過二八〇萬人。

根據美國兒童保護局（Child Protective Services）在二〇一四年的統計，有虐待嫌疑的案件一年共超過三百萬人，相當於所有兒童數的百分之四·二，日本雖然也有虐待案件增加的情況，但前往兒童諮商所尋求協助的案件約為十萬件，即使考量美國與日本的人口差距，美國的兒虐事件頻率仍為日本的十倍以上。

美國由虔誠的清教徒打下基礎，這個國家原本應該洋溢著《草原上的小木屋》所描述的家庭愛，現在卻滿是被拋棄的孩子和幼年傷口從未痊癒的大人。

依戀障礙的第二代、第三代化

美國小兒科學會於一九六二年首次將身體虐待列為「症候群」，兒童虐待本身則是至少十年前就已經有徵兆，當時的兒童在七〇年代至八〇年代長大成人，並擁有自己的孩子。七〇年代，兒童忽視成為了社會問題，八〇年代則是性虐待，第二代的依戀障礙開始擴散。到了二〇〇〇年之後，第二代的孩童也長大成人，夫妻關係與育兒出現困難，使第三代的依戀障礙開始擴散。

至於日本，則是一九六〇年代電視開始普及，七〇年代女性進入職場，比美國晚了約十年。七〇年代後半到八〇年代前半，國中開始出現校園暴力並成為社會問題，同時，以割腕、藥物濫用為特徵的邊緣性人格障礙、進食障礙開始引起人們的注意。九〇年代，霸凌、虐待等問題受到矚目，九〇年代末到二〇〇〇年代初期，相繼發生了多件匪夷所思的少年犯罪事件，也是社會大眾對發展障礙的認知急速擴展的時期。一九九〇年開始的二十年間，虐待的通報件數成長約四十倍，家暴與霸

11 中村善泰，〈美國電視普及帶來之家庭生活影響〉，《新聞學評論》二卷，一九五三。

凌問題也愈加惡化，可說日本也出現了第二代與第三代依戀障礙蔓延的狀況。

依戀問題的主要特徵之一是世代之間的連鎖，若沒有適合的應對與支援，在新的世代反而更容易惡化。

當整個社會有依戀問題的人比例愈來愈高，也會愈來愈難以彼此修補。而且有問題的不只是父母，照顧孩童的保母或指導老師若有不穩定的依戀關係，就無法溫柔對待孩童；從前會溫暖守護孩子的鄰居阿姨與叔叔，現在也對兒童漠不關心。孩童生活的環境看似豐饒，實際上卻是一片荒涼的沙漠。

工作忙碌的雙親無暇顧及孩子，總是無法及時發現問題，當他們慌慌張張帶著孩子衝進醫療院所，等待他們的卻是只看症狀的表面式診斷與藥物療法。

9 恢復與預防

在本書的最後一章，我想討論的是如何守護自己和身邊的人，以及根本性的解決方法。

最理想的方式是在問題發生前事先預防，或是在問題還不大時盡快處理，若是已經出現症狀，就必須考慮接受診斷與治療。首先，我想把重點放在接受診斷與治療時的注意事項以及非藥物療法。

一 診斷

掌握診斷的品質與內容

首先是診斷。

當被醫師診斷有過動或注意力不足的問題，患者必須仔細思考診斷的品質與內容，若醫師只是用問卷等簡單的篩檢或問診就診斷為過動症，且立刻開立藥物，那麼建議要進一步詢問醫師診斷的根據。若只是根據勾選式問卷的分數超過閾值（區分正常與異常的界限值）或症狀下的診斷，其實不是很可靠。

重要的是，醫師是根據哪一件事實判斷患者在哪一段時期發病。若沒有明確的症狀可以證明患者在十二歲前就已發病，即使用最寬鬆的診斷基準來看，這位患者也不能診斷為過動症。

此外也建議請醫師說明是否有其他診斷的可能性，例如有無充分評估過恐慌症、情緒障礙或依戀障礙等可能的疾病。

另一個重點是，建議請醫師說明評估注意力、決定事物順序並實行的計劃能力、處理速度與工作記憶等的能力檢查結果。

評估有無注意力低落時，一般大約會進行三種檢查，包括路徑描繪測驗（連接寫有數字的點）、斯特魯普測驗（不受雜訊干擾，只汲取必要資訊）與刪除測驗（用斜線劃掉特定的數字、文字或圖像）等等。過動症的特徵是注意力難以持續，但若是五分鐘左右的短時間檢查，有時患者的成績並不差，要是在進行一段時間的測驗之後成績漸漸下滑，反而是較有效的參考。如果選擇性注意力比持續性注意力更差，那麼也必須思考自閉症等疾病的可能性。

計劃能力測驗同樣能有效區別是否罹患過動症。ＤＮ－ＣＡＳ認知評估系統（找出資訊處理障礙的專業檢查）可以評估連續處理、同時處理、注意力與計劃能力等各種能力，能有效幫助過動症的診斷。

處理速度與工作記憶的評估一般會使用魏氏成人智力測驗（ＷＡＩＳ）或魏氏兒童智力測驗（ＷＩＳＣ），不過就算智力測驗得出的分數偏低，也不能就此診斷為過動症。因為智商跟注意力一樣，有許多原因會導致數值偏低，所以必須注意是否有憂鬱、恐慌症、物質成癮或自閉症的可能性，且智力測驗結果容易受到睡眠不足或身體不適影響，因此測驗當天的身體狀況也是關鍵。

另一點需要注意的是許多過動症兒童會合併出現學習障礙。若語言理解與工作記憶的得分比其他指標低，可能代表有學習障礙，而針對有學習障礙與無學習障礙的患者，支援方法便會有極大的差異。尤其是兒童被診斷為過動症時，一定要確認有無學習障礙。

學習障礙的正確診斷必須借助考夫曼兒童評鑑組合（K－ABC－II，特別用於學習障礙的檢查）等專業方式評估。若有學習問題，則須仔細確認原因是單純的過動症或學習障礙，抑或是兩者合併引起，也得確認是整體智能偏低的邊緣性智能還是輕度智能障礙，並將結果告知學校。理解學童的障礙與特質後採取適當的措施，才能將惡性循環扭轉成良性循環。

選擇醫療機構時，是否能讓監護人與相關人士接受充足的父母管理訓練（parent training）等指導，也是很重要的一環。理想狀態下，日本的醫療機構要有臨床心理師、臨床發展心理師及公設心理師，除了患者本人與父母，也能對教師提供建議與支援。由於有不少醫療院所會表明「是以藥物治療為主」，故患者家屬必須依目的選擇合適的醫療機構。

須充分檢視成人案例或發病較晚的案例

十二歲以後才發病的案例，已經不符合「過動症屬於發展障礙」這項前提，很可能是將其他問題診斷為過動症，例如情緒障礙、恐慌症、物質成癮、遊戲成癮、人格障礙、自閉症或虐待等因素引發的依戀障礙等等。若將這些案例當成過動症以藥物治療，帶來的壞處可能比好處更大。假使患者已是青年或成年人，中樞神經興奮劑仍可能有成癮的疑慮，且青春期後才出現症狀的案例，幾乎無法期待藥物療法的長期效果，因此首先應以非藥物療法應對，嘗試用非中樞神經興奮劑治療，在真正需要的案例再使用中樞神經興奮劑。

這些基本的知識可以幫助患者與家屬避免錯誤的診斷與不必要的藥物療法。

分辨依戀障礙

虐待與養育者更替等狀況造成的依戀障礙，也會出現與過動症及自閉症非常相似的症狀，醫師在診斷時必須特別留意。許多案例光看症狀無法區別，有些時候醫師也是得知患者的人生經歷後才會發現是依戀障礙。

以下是可能有依戀障礙的幾項特徵。

(1) 伴有養育問題或環境嚴苛

要證明有否依戀障礙，必須確認依戀關係形成時是否遭遇困難，或是形成後的依戀關係是否遭遇過傷害，梳理在嬰幼兒期到兒童期（五歲至十二歲）的養育過程中，有無受虐或一眼就能發現的心理性虐待或忽視。許多時候雙親或周圍親友也都沒有自覺，得經過仔細梳理後才會想起遺忘已久的事實。

容易出現養育問題的狀況有下列幾種：

①父母或家人罹患重病或死亡。

②父母離婚、分居、再婚。

③夫妻或家庭不和諧。

④母親的憂鬱或身心失調。

⑤母親在生產後過早進入職場。
⑥自早期便由母親以外的人長時間照顧。
⑦兄弟姊妹出生或罹患疾病等使母親無法分心。

不論是什麼情況，當母親的精神狀態無法專注於照顧孩子時，對孩子的關懷與回應就會減低，因此可能造成心理上的忽視。其中，憂鬱是經常出現的問題，必須注意母親是否曾因產後憂鬱或疾病而住院。

夫妻關係不睦而陷入暴躁或沮喪的情緒時，容易發生過度激烈的責罵與否定性言行等心理虐待，夫妻關係惡化也會使父親與孩子的依戀關係受傷。

出生後未滿一年母親就開始工作、孩子長時間依賴托育，那麼依戀關係當然會受到影響。即使是年齡較大的孩童，若本身個性較敏感，母親長時間或夜間工作依然可能影響母子間的依戀關係。

出人意料的是，還有一種經常被忽略的狀況，是父母的注意力突然被其他手足奪走。例如父母溺愛其中一名子女，抑或疾病、障礙、拒絕上學或不當行為使其專注於處理這名子女的問題，其他子女便可能會因關心不足造成依戀關係的不穩定。

(2) 依戀障礙的特徵症狀

與身體虐待相比，心理虐待與忽視不會留下明顯痕跡，醫師診療時也往往容易忽略，但察覺這些蛛絲馬跡並積極介入，才能挽救孩子的未來。孩子年幼時容易遭到虐待，有時也會在青年期或成年後才出現症狀，這些狀況都屬於依戀障礙。

依戀障礙容易發現的特徵如下：

①過度體貼與察言觀色。
②不向父母撒嬌，無法說出真心話。
③習慣性帶有攻擊性與憤怒情緒。
④故意做出令人困擾的行為，或是與內心不符的彆扭反應。
⑤自我破壞行為與過度自我貶低、自我傷害。
⑥不信任別人（有時不會明白表現出來）。
⑦低自尊或否定性的自我形象。
⑧過剩的自我展示行為。
⑨對自己的情緒或自我的存在缺乏現實感。

⑩解離症狀（失去記憶或意識）。

青年或成人若除了符合過動症診斷基準的症狀，同時還有兩項以上的前述症狀，就要仔細調查幼兒期的生長環境有無問題，並思考是否有依戀障礙的可能性。

(3) 談到父母時情緒出現波動或過度冷淡

找出青年或成人不穩定依戀的重要線索，是談到父母時的臉色與語氣變化，若是突然出現情緒波動或情緒化，很可能是與父母之間有尚未痊癒的心理傷害，或許屬於不安型或未解決型依戀。反之，若是談到父母時態度過於冷淡、毫不關心，從頭到尾都以「沒問題」、「很普通」等表面的說法帶過，不肯深入談論，則可能是屬於迴避型依戀。

(4) 有兩項以上的依戀相關障礙

依戀障礙的特徵之一是症狀十分多樣化，且容易與各種問題合併發生，除了不安、憂鬱等症狀，也很容易有自我否定、與人來往時易受傷或對人不信任等特徵。

此外，許多依戀障礙者也會有慢性頭痛或腹痛等原因不明的疼痛[1]與身體不適，且容易物質成癮或暴飲暴食。除了注意力減低與過動、衝動等症狀之外，若還有兩項以上的上述症狀，就必須仔細確認成長環境有無問題，思考因依戀障礙而引發疑似過動症的可能性。

(5) 同時有過動症與自閉症的症狀，但都是輕度

依戀障礙也會有過動症與自閉症症狀同時出現的情形，但多半兩種都不嚴重。若既像過動症又像自閉症，卻又難以斷定到底是哪一種，或雖有雙向溝通能力、能夠察覺對方的情緒，卻在面對人時容易產生心理創傷，就必須仔細回顧其成長經歷，評估依戀障礙的可能性。

(6) 只有輕度的神經機能障礙，社會適應障礙卻十分嚴重

依戀障礙的另一項特徵，是神經的功能障礙並非重度，但社會適應不良，容易陷入嚴重的困境。若有症狀不嚴重、生活卻不順利的情形，就需要再度檢視成長環境，或許能成為找到依戀障礙的關鍵。

實際上，本書開頭提到的N小姐與第一章提到的六十多歲男性U先生，就是這樣的例子。

(7) 受環境影響很大

在羅馬尼亞的孤兒和第六章介紹的不良少年身上都能看到，依戀障礙導致的疑似過動症與疑似自閉症症狀，會因環境而大幅改變。能夠好好被接納時，這些疑似先天障礙的症狀就會愈來愈輕微，有時甚至會完全消失。

然而，並不是所有的狀況都能樂觀看待。依戀障礙的症狀雖然可望改善，但社會適應的問題或許會比表象更加嚴重，原因之一是依戀障礙者無法完全信賴他人或是向人撒嬌。雖然希望被愛，卻容易出現破壞彼此關係的言行舉止，因此症狀雖然輕微，生活卻常常不順遂。

1 McWilliams, L. A.,"Adult attachment insecurity is positively associated with medically unexplained chronic pain." Eur J Pain. 2017 Sep; 21(8): 1378-83.

二　治療

西歐國家重視心理支持勝於藥物治療

接著我想談談治療的部分。

前面章節提過，美國是以藥物療法為主流，有七、八成的案例在診斷為過動症後就以中樞神經興奮劑等藥物療法為第一選擇。不過，英國與法國等歐洲國家對孩童的藥物療法較為慎重，一般而言會先使用其他療法，只有非藥物療法不可的患者才會使用藥物。

舉例來說，按照二〇〇八年的統計，英國因過動症而接受藥物療法的兒童在六歲至十二歲僅有百分之〇・九，十三歲至十七歲也僅有百分之〇・七。雖然有逐漸增加的傾向，但比例不到美國的五分之一。

換句話說，在美國使用藥物療法的族群有八成以上都可以改用其他療法。

況且，依戀障礙導致的疑似過動症案例，即使用藥物療法得到了暫時性的改善，但若沒有做到心理層面與家庭關係的修復，反而會留下嚴重的禍根，可能使孩童失去受到雙親或親職代替者關懷的機會。要是問題的根源沒有改變，停藥後就會再度出現症狀，即使持續服藥，效果也會愈來愈差，許多案例便是在進入青春期後漸漸惡化。

美國的小兒科學會對於未滿六歲的兒童是以行為療法為治療的優先選擇，對學童期與青年期（六歲至十七歲）也建議除了藥物療法外同時採用行為療法，但現實卻是仍有許多案例只單獨使用藥物療法。

認知行為療法與認知訓練、遊戲治療

那麼，過動症除了藥物療法之外，還有哪些治療方法呢？心理社會療法是目前已確認有效且廣泛使用的方法，除了支援兒童本人，對父母與老師也有幫助。前者有認知行為療法與認知訓練（也就是最近十分風行的「認知功能強化訓練（Cog-Tr）」）、神經回饋等等，後者則有父母管理訓練、家庭治療，及最近受到矚目的以依戀關係為焦點的療法。

行為療法是加上遊戲元素的訓練。在一定的時間內，一一完成作業性的題目與認知訓練，改善注意力與實行功能的效果特別好。在限定時間內完成幾道題目，可以同時訓練時間觀念，對幼兒與低年級學童來說，在加入遊戲元素的訓練或遊戲治療自然進行的對話，效果和諮商一樣好，兒童也常會在遊戲中說出他們的問題。與心理師建立互信關係後，兒童會漸漸無話不談，行為問題也會逐漸減少，依戀關係便愈來愈穩定。

認知行為療法則以時間管理、整理技術與計畫實行為重點，較適合青年與成人使用，以上課的方式學習處理方法，並完成實踐作業。最近美國一份研究指出，對被診斷為過動症的大學生實行六週的認知行為療法後，不僅目標症狀減輕，焦慮與負面情緒也有所改善，且在療程結束後半年仍具改善效果[2]。由於該研究的實行年齡層是成人，可推斷認知行為療法對疑似過動症應該也有效果。

神經回饋的潛力

神經回饋（neurofeedback）亦是一種備受期待的訓練方法，方式是一邊監控腦波，一邊訓練自行維持大腦的高度注意與放鬆狀態。偵測到高度注意時出現的SMR波與放鬆時出現的Alpha（α）波之際，電腦會以圖像或聲音告知本人，藉此提高自我控制的技巧。有些訓練系統還會加入以注意力折彎畫面上的湯匙等遊戲元素。

挪威的研究[3]指出，將九十一名診斷為過動症的兒童與青年隨機分成三組，第一組只給予派醋甲酯，第二組只進行神經回饋訓練，第三組則併用兩種療法，觀察實施三十組神經回饋訓練後，注意力不足與學業成績的變化。

在完成治療的八十位受測者中，不論接受哪種療法，症狀上都有相同程度的改善，但只有接受神經回饋訓練的組別有學業成績改善的效果。

藥物療法有一個經常被提起的問題，就是對於改善學業成績沒有幫助。若是神經回饋訓練可以改善學業成績，或許我們應該試著挖掘其潛力。

2 Anastopoulos et al.,"Cognitive-Behavioral Therapy for College Students With ADHD: Temporal Stability of Improvements in Functioning Following Active Treatment." J Atten Disord. 2018.

3 Duric et al.,"Self-reported effcacy of neurofeedback treatment in a clinical randomized controlled study of ADHD children and adolescents." Neuropsychiatr Dis Treat. 2014 Sep 2; 10: 1645-54.

另一份荷蘭的研究[4]比較了神經回饋、派醋甲酯與運動對過動症症狀與認知功能的效果，發現神經回饋與運動在教師的症狀評量中效果比派醋甲酯差，結論是不建議使用神經回饋為過動症治療法。

然而十三個月後，同一群作者慌慌張張地提出後續發展報告[5]。比較療程結束後半年的狀態，不論是症狀評量或認知功能，三種療法都沒有明顯的差異。不僅如此，在教師的症狀評量中，注意力缺失與過動、衝動改善最多的是接受神經回饋訓練的兒童[6]。這與治療剛結束的狀態相較，結論完全不一樣。這篇論文的作者群推翻了先前的結論，認為使用藥物前必須先評估採用大腦與身體訓練療法的可能性。

美國的職業籃球聯盟NBA明星中鋒克里斯・卡曼（Christopher Kaman），在兩歲時被診斷為過動症，並服用中樞神經興奮劑，但因為藥效不佳，成年後尋求第二意見，才由其他醫師診斷為「恐慌症」。停止服用中樞神經興奮劑後，卡曼採用神經回饋訓練改善症狀，至少在他身上，神經回饋訓練確實奏效，也提高了他的競技能力[7]。

除此之外，有報告提出以冥想呼吸法為基礎的內觀認知療法，也有改善過動症症狀的效果。參加運動、音樂與團體活動同樣有效，做家事則不僅能訓練實行功能與注意力，還能提高自我有用感。

父母管理訓練與依戀療法

心理社會學的引導方式不僅對患者本人很重要，對父母與教師也有相同的重要性，可以改變他們對待患者的方式。

以雙親為對象的父母管理訓練，透過深入理解孩童狀態的心理教育、記錄對待孩子的方法而發現壞習慣的自我監控，以及採用角色扮演等方式的實踐性訓練，學

4 Geladé et al.,"Behavioral Effects of Neurofeedback Compared to Stimulants and Physical Activity in Attention-Deficit/Hyperactivity Disorder: A Randomized Controlled Trial." J Clin Psychiatry. 2016 Oct; 77(10): e1270-e1277.

5 Geladé et al.,"A 6-month follow-up of an RCT on behavioral and neurocognitive effects of neurofeedback in children with ADHD." Eur Child Adolesc Psychiatry. 2017 Nov 2.〔Epub ahead of print〕

6 然而，在改善注意力缺失與過動、衝動方面，神經回饋組與派醋甲酯組之間並沒有明顯的差距，只有身體活動方面有明顯差距。

7 馬修・史密斯著，石坂好樹、花島綾子、村上晶郎譯，《過度活躍：過動症的歷史變遷》，頁二八七。

習對待孩子更理想的方式（有時孩子也會參與）。當父母培養出自我回顧的觀點，就不會立刻把情緒反映在態度和話語上，能夠先冷靜下來再反應。

教師對待學童期孩童的方式會給他們帶來非常大的影響，理解孩子本人的特質再提供適當的應對，會令孩子發生極大的變化。現在有愈來愈多老師不僅了解兒童發展，也理解依戀關係，但有些教師仍然只將這些孩子當成「問題兒童」，以否定與強迫的態度對待他們，便容易讓孩子的行為問題愈來愈嚴重，甚至拒絕上學。

在這層意義上，醫師與駐校諮商師對教師的宣導便十分重要，但對醫師而言，這不會帶來診療報酬，也很少有醫師積極推動這方面的教育宣導，這是必須以制度解決的問題。

家庭治療則認為家庭這個系統未能健全發揮功能，因此兒童才會發生過動症狀，其實這些症狀是兒童正在求助或企圖取得平衡的表現，當家庭內的平衡調整了，孩子們也就沒有必要再展現出問題行為。

然而，現代家庭漸漸邁向核心化，單親家庭也愈來愈多，家庭系統失去了厚度與力量，自我恢復的功能也隨之減弱。一旦失去平衡便會愈來愈惡化，更容易導致破口。現代的一人家庭與兩人家庭愈來愈多，就算要引導家庭系統發揮功能也有程度上的限制。

家庭漸漸失去了原本的型態，依戀關係便成為最後的堡壘，若許多案例都是因依戀障礙造成的疑似過動症，那麼改善不穩定的依戀關係就是必要的措施。事實上，邊緣性人格障礙（反覆企圖自殘或自殺，情緒不穩）與破壞性行為障礙（具有攻擊性，反覆出現不良或反抗行為），在病理的基礎上也屬於不穩定的依戀關係。專注於改善依戀關係的依戀療法，對許多使用其他方法卻無法改善的案例都有效[8]，針對過動症的效果也值得期待。

所謂依戀療法是什麼樣的方法呢？最大的特徵是不以改善症狀或問題行為為治療目標，而是以改善親子關係為主[9]，因此必須學習如何成為孩子的安全基地並加以實踐。父母管理訓練正是以這一點為目標，但若是雙親本身就屬於不穩定的依戀類型，訓練的效果便十分有限。依戀療法能夠提供雙親本身的安全基地，並幫助解決雙親的依戀問題，進而打破不幸的連鎖，協助父母成為孩子的安全基地。

8 岡田尊司，《依戀療法：超越醫學模式的新恢復法》，角川選書，二〇一八。
9 同前書。

許多案例不使用藥物也能安定下來

前面的章節提過，已有一份世代研究發現與改善過動症兒童症狀最相關的條件不是治療，而是時間。一半以上的過動症兒童屬於兒童期局限型，十歲左右就會快速好轉，即使是症狀一直持續到青春期後的患者，到了十八歲時也有百分之八十五不再符合過動症診斷基準。

此外，後續病情好轉或惡化是受到患者本人的周遭環境影響。許多研究都已證實，過動症患者與雙親的依戀關係不穩定，或雙親對其感受沒有共鳴、甚至懷有敵意，都會使患者的過動症症狀與行為問題惡化。

事實上，到我的診所就醫的案例，八成以上都在得到家人與教師協助，或是獲得他人接納後，症狀便穩定下來。就算患者一開始想要服用藥物，但在為了進行發展檢查而數次前來就診的期間，只要父母接受諮商或建議，學會如何應對孩子，學校教師也前來了解患者狀況後，多數案例便能漸漸平復，改採暫不使用藥物、再行觀察的方式處理。

因此，我認為只要不貿然使用藥物，先幫助師長、父母正確應對孩子，再觀察一段時間，應該就能減少許多不必要的藥物使用。

即使障礙本身較嚴重或問題行為較為激烈，透過遊戲或訓練讓兒童感覺自己獲得接納，有了正向經驗之後，狀況就會急遽改善。當兒童感覺到有一個地方能夠理解自己，並對此感到期待時，就會大幅度成長。

同時，醫師與諮商師也要幫助父母與教師理解孩子的特質，並請他們增加對孩子的正面與共鳴性反應，如此一來，父母與教師便能在正面及共鳴性反應中建立起秩序與規則，不但讓孩子能自由發揮自我，也能從遵守規則中找到快樂。

指責孩子的症狀或對孩子下指導棋，只會使其覺得受到否定而更加反彈，導致彼此關係惡化，依戀關係也更加不穩定。這樣不僅會使孩子的行為問題愈演愈烈，也會影響其身心的健康狀況，因此必須設法逆轉這種惡性循環。過動症的症狀只不過是過去的關愛不足與否定性經驗一再累積的結果，加以指責是不合理的，父母應該改變對待孩子的方式，成為孩子的理解者與支持者，如此一來，依戀系統才會順利運作，症狀與問題行為也會在不知不覺間緩解。

三　預防與應對

打造能培育穩定依戀關係的環境

接著，我想談談預防。

最好的方法就是防患未然，在出現微小的徵兆時就得採取必要的措施。以過動症來說，即使孩子帶有風險基因，只要培育出穩定的依戀關係，不對孩子抱持敵意，就能夠預防過動症發病，即使發病了，也能避免日後衍生出破壞性行為障礙與情緒障礙。且疑似過動症中有很高比例是由不穩定的依戀關係造成，因此穩定依戀關係就是最根本的預防方法。

培養穩定的依戀關係不僅能夠預防過動症與疑似過動症，也能防止所有的兒童問題以及成人後的各種困難，讓孩子更容易度過人生的難關。穩定的依戀關係能養成邁向幸福人生的能力，是給孩子最好的禮物。

形成穩定依戀關係的首要關鍵就在出生後的數小時內。新生兒時期是母子培養依戀關係的特別時光，目前有些婦產科醫院正著手改善新生兒室，或是設法增加嬰兒與母親共度的時間，希望這種風氣能夠逐漸普及，讓嬰兒出生後能立刻與母親見面，並至少有短時間的親密接觸。

依戀關係形成的下一個關鍵，是出生後半年至一歲半的一年間。出生後數小時是最初的關鍵期（critical period，最敏感且重要的時期），會大幅影響母親對孩子依戀關係的形成，但出生後半年開始的一年間，則是孩子對母親的依戀形成最具決定性的重要時期。

在這段無可取代的時間裡，母親要盡量和孩子共度，不斷在哺乳、照顧、懷抱或安撫時注意孩子的狀況。為了讓母親有餘力照顧孩子，社會至少在這段期間內必須給予母親支持，但目前這個部分的落實並不理想。

考量這段時間母子之間連結的重要性，至少在孩子滿一歲半前，應該保障母子必要的生活費，母親才能無後顧之憂地陪伴孩子。日本的地方政府為了照顧零歲嬰兒，一個月投入了五十萬日圓的稅金，但我認為，將這筆費用的半數改用來幫助希望能自行育兒的母親會更有效果與意義。

不過，在有限的預算中，要毫無遺漏地補助整個兒童期的支出或許不太實際。在孩子一歲半前的依戀關係形成關鍵期、三歲開始母子分離前的幼兒期前半，到就學為止的幼兒期後半，按不同階段來調整對母親的支援方式，會是比較可行的方法。此外，當然也必須因應每對母子各自的狀況與想法。

幼兒期前半最理想的狀況是盡量確保母子相處的時間，理想的補助機制必須具備彈性，若母親選擇外出工作，可以藉由工作上的調整及將孩子送托來獲得政府支援；若想專心育兒，也應該要能得到與送托相當的補助。

幼兒期後半則是孩子漸漸脫離母親的時期，上幼稚園或托兒所反而有各種好處。這時對母親的支援雖然會漸漸減少，但母親若盡量選擇可以早點下班接孩子的工作，對培養穩定的依戀關係仍較有利。

當然這並不是母親們能夠自行處理的，包括之後回歸職場時不讓她們吃虧的制度在內，都是社會應該負責解決的課題。即使選擇了能兼顧勞動與育兒的工作，也必須建立一套制度讓母親們在經濟面與工作面不會屈於弱勢。

依戀關係的父母教育

穩定的依戀關係能夠預防過動症等行為與情緒上的問題。只是依戀關係雖然非常重要，但與智育、營養與發展的觀點相較，一般大眾的理解仍然不夠。若能在學校的健康教育以及孕期、產後的輔導課程中讓親子學習，了解如何照顧孩子才能培養穩定的依戀關係，相信會有極大的正面效果。

母親該怎麼做，孩子才會有穩定的依戀關係？心理學者瑪麗・安斯沃（Mary Ainsworth）仔細觀察母子相處後，將兩者間的共通特徵稱為「安全基地」，當母親成為孩子的安全基地，也就是安全、安心的居所時，孩子對母親便容易培養出穩定的依戀。

首先，回應性是很重要的關鍵，也就是得回應孩子的需求。父母必須持續注意孩子的一舉一動，避免被自己的情緒或條件限制，虛心感受孩子的需求，才能給予充分回應。不過，也不需太要求完美，恰到好處的取捨是必要的，這樣才能培養孩子適應現實的能力，最糟糕的則是孩子有需求時父母卻漠不關心或毫無反應。只要留意提升對孩子的反應，孩子的情緒就會逐漸穩定，性格也會有所變化。

研究指出，實際對六個月大時難以安撫的嬰兒的母親實行指導課程後，發現嬰兒一歲時，只接受過一般指導課程的案例有很高的比例屬於迴避型依戀，而接受特別指導的案例則幾乎都是穩定型依戀[10]。

對他人漠不關心且缺乏情緒反應的迴避型，看似一種遺傳特質，其實有一大部分是嬰兒時期父母的照顧方式造成的。此外，這份研究是以生活較貧困的階層為對象，對於如何讓母子脫離不幸的連鎖也提供了很重要的線索。

另一個讓父母成為孩子安全基地的重點是共鳴性，指站在孩子的立場，感受孩子的心情與想法。常有人對共鳴性有所誤解，其實它與過度的情緒反應完全不同。

現代人的共鳴性已出現明顯衰退。照顧比自己年幼的孩童、與家人或動物接觸，以及和朋友一起玩耍等，這類與他人接觸的機會在質與量上都十分匱乏，因此難以培養出共鳴性。現代十分流行「愛自己最重要」的價值觀，標準的生活方式就是只以自己的利益為優先，育兒之所以容易遇到困難，和這種價值觀也不無關聯。

所幸即使是天生冷淡、對他人漠不關心的個性，生產與哺乳時分泌的大量催產素也會使共鳴性與愛憐之情高漲，對自己的孩子產生奉獻性的溫柔慈愛，進而啟動依戀關係的開關，而一心一意照顧孩子，則會讓依戀機制更加活化。

然而，當社會的需求與經濟狀況令難能可貴的依戀機制無法充分活化，不僅會提升孩子轉為不穩定依戀的風險，也會使母親對孩子的依戀發生同樣的變化。母親與孩子並不是不愛彼此，相處時卻總是會產生摩擦，有時還覺得對方惹人厭煩，親子之間就像陌生人一樣見外，甚至動不動就焦躁不已。愈來愈多人在親子之間因為這種不協調感而痛苦，也都是因為依戀機制失去了充分活化的機會，不但在親子間造成摩擦，還會持續影響我們的一生，廣及各種層面。

因此，我們現在就應該開始學習並改變行動，防止同樣的不幸再度發生。

如何支援依戀不穩定的案例

然而現實中，依戀不穩定的人急速增加，也有愈來愈多父母因為依戀機制難以正常運作，而無法以共鳴性的關懷與溫柔對待自己的孩子。另外，帶有輕度發展問題的人也變多了，有些案例的發展問題特質就是缺乏回應性與共鳴性。

而且依戀關係不穩定的雙親，常有和自己的父母關係不佳或是不擅與人商量等

10 van den Boom, "The influence of temperament and mothering on attachment and exploration: an experimental manipulation of sensitive responsiveness among lower-class mothers with irritable infants." Child Dev. 1994 Oct; 65(5): 1457-77.

情況，容易一個人孤獨面對問題。

這樣的父母會因為自己無法好好關懷孩子、愛孩子而感到沮喪自責，害怕因此受到周遭的責難，但許多類似的案例與其說是當事人自己的責任，其實更多的原因在於其與父母的關係。有些則是因為另一半與周遭環境的支援不足而陷入育兒疲勞，沒有餘力好好愛孩子。

在這種狀況下，教導他們改變對待孩子的方式，只會讓他們覺得受到指責、沒有人了解自己的痛苦，很難達到實際的改善。所以首先必須讓當事人得到安全基地的接納，才能著手改善現狀。

若是當事人與自己的雙親或丈夫之間有問題，就必須由專業諮商師等人士協助，接受依戀課題的心理支援。經由第三者的介入調整與家人間的關係，有時本來有摩擦的家人便會願意幫忙，進而改善彼此之間的關係。依戀問題光靠當事人自己是很難冷靜處理的。

若有憂鬱或失眠等狀況，也必須配合治療減輕當事人的負擔。許多苦於無法好好愛孩子的案例只要得到支持，在不需勉強的範圍內照顧孩子，漸漸就會產生自然的親情。

所謂的依戀，就是經由自己的照顧培育出的特殊情感，因為是自己辛苦養育出來的，才會成為獨一無二的特別事物，如果沒有花費心力去照顧，就不會有形成這種情感的機會。若在孩子還小的時候就培養出依戀關係，可算是十分幸運，即使在過了關鍵期後，只要補強不足之處，還是有機會找回穩定的依戀關係。

「紅髮安妮」其實可以解讀成依戀關係不穩定的安妮與也有一部分屬於依戀不穩定的養父母，彼此在照顧與被照顧之間逐漸恢復的故事。安妮雖然在十一歲的時候才被養父母收養，但實際上，孩子即使已經有一定的年齡，只要悉心關懷，一樣有機會培養出強烈的情感連結。

我的一位好友在小學四年級時由於母親再婚而開始與繼父一起生活，起初他十分反抗，不把繼父當成父親。有一次，繼父抓住他的手吼著：「有什麼想說的話就說啊！」他頂嘴道：「你根本連打都不敢打我，別擺出一副父親的架式了！」沒想到繼父放開了他的手說：「我不會打你的，但是，不管誰說什麼，我都認定你是我兒子。」繼父當時紅著眼眶，他也跟著哭了。從此之後，他就把繼父當成了自己的父親，極為尊敬與愛護，直到繼父過世。

別讓媒體扯後腿

接著來談談環境。

過動症與疑似過動症並不是由單一原因引起，而是各種因素疊加在一起後才促使患者發病。即使幼兒期（滿一歲至五歲間）發展順利，兒童期之後若是一直待在只有特定刺激的環境，發展也會逐漸失去平衡。

目前的資訊媒體環境，也就是電視、智慧型手機與電玩都對大腦造成了極大的影響，早已不容忽視。

這些資訊媒體帶來的影響在幼年期特別強烈，因此建議在嬰幼兒期避免過度以電視或智慧型手機充當保母。

孩子稍微長大後，長時間使用資訊媒體仍會帶來各種不良影響，學童期開始出現的危機有電玩與網路成癮。二〇一八年，世界衛生組織（ＷＨＯ）在診斷基準中將電玩障礙列為正式疾病，我則在二〇〇五年就出版了《腦內污染》這本書，對電玩的危險性敲響了警鐘。我在書中以最新的研究成果具體論述大腦正處於發展階段的孩童若長時間沉迷電玩，其高度成癮性與麻藥相差無幾，並述及成癮後會發生的影響。然而當時，精神神經學會卻未曾發聲，在腦科學與神經科學專家中，有些人像我一樣表現出積極理解的態度，有些人卻因為利害關係而對相關研究大肆撻伐。

累積各種研究結果並得到國際機構與學會的正式認可，需要一段很長的時間，在這段時間內，不知又有多少孩童因電玩而偏離正軌。社會總是為了眼前的利益而不斷重蹈覆轍，保護自己和孩子的唯一方法，就是在察覺危險時立即行動。

防止電玩與網絡成癮的方法之一，是稍微延遲兒童開始接觸的時間。幼兒期盡量避免讓孩童碰觸電玩與網路，上學後也要制定明確的規則，將使用限制在短時間內。不過，這個問題並不是只要限制時間就能解決，電玩及網路成癮與其他成癮症狀一樣，背後都有著千絲萬縷的問題。

不穩定的依戀會促使電玩與網路成癮

事實上，若因為孩子已經成癮就強行阻止或拿走電玩與網路設備，狀況非但不會改善，反而會更加嚴重。因為許多人之所以會沉迷電玩與網路，是因為在現實中沒有歸屬，也找不到現實世界中該有的喜悅，研究亦證實了不穩定的依戀關係會提高電玩與網路成癮的風險[11]。

我們必須恢復家庭的安全基地功能，進而穩定依戀關係，只要能做到這點，孩子就不再需要從電玩與網路中找尋逃避管道，也會開始思考自己真正該做的事[12]。

電玩與網路成癮是每個家庭都可能發生的問題，但嚴重的成癮多與沒有餘力的家庭環境有關，這些家庭的年輕人也因此更容易陷入困境。沒有餘力的家庭缺乏時間好好陪伴孩子，為了紓解孩子的寂寞，便順著孩子的心意給予他們方便的娛樂，因而在無意間讓孩子陷入電玩與網路成癮。

「沒有餘力的家庭」指的不只是經濟不富裕，而是指雙親沒有餘力面對孩子的環境，這是我從三十年間的臨床經驗裡親身感受到的事。過去的社會即使沒有錢，父母也會常伴子女左右，凡事優先考量孩子，然而現代社會中，即使是經濟富裕的家庭，對孩子而言也很難保證是良好環境。至少在孩子小時候，必須盡量確保與他好好相處的時間。為了促進孩子的發展，同時增加家人之間的互動，建議養成全家在週末一起玩撲克牌或桌遊，抑或讓孩子到廚房幫忙做菜的習慣。

出現徵兆時就要及時處理

如果做了這些努力還是無法完全預防，也不需要絕望，因為不管哪個孩子，都不會一下子就嚴重到需要治療，在惡化到那樣的程度之前會出現許多徵兆。

孩子的病情之所以嚴重到非得動用藥物治療不可，原因之一是大人的應對方式促使孩子發病，例如無視發病的徵兆，或是以帶有敵意的態度斥責、嚴厲指正不合己意的孩子。

前面的章節也提過，幾乎每一個孩子都會在不同的時期碰到瓶頸或問題，若是父母給孩子的陪伴不夠，孩子會本能地製造出讓父母不得不陪伴自己的狀況，以彌補親情的不足。行為或身體問題常是孩子的求救訊號，年幼的孩童無法充分將自己的問題轉化為言語及意識，因此會透過鬧脾氣讓父母困擾或是胡亂踢打等行為問題來表現，也可能出現腹痛或輕微發燒等身體症狀。再長大一些，孩童才會察覺到自

11 Estevez et al.,"Attachment and behavioral addictions in adolescents: The mediating and moderating role of coping strategies." Scand J Psychol. 2019 Aug; 60(4): 348-60.

12 岡田尊司，《網路及電玩成癮》，文春新書，二〇一四。

己面對的是「煩惱」，也才會開始轉變為精神問題。

想理解孩子的問題，重要的是別只看表面的行為或症狀，必須揣想背後發生了什麼狀況。別把孩子令人在意的行為或症狀當成壞事，其實他們是在告訴大人自己遇到了問題，在這個階段，只要改用適當的方式應對，就能防止之後的苦難。

「沒問題」的孩子也會遇到陷阱

因此，應該注意的其實是平時不常表現出問題的孩子，這種類型的孩子從小就不讓大人費心，會自動自發做事，父母也因此非常放心，覺得「不用特別管他也不會有問題」，但其實這類型的孩子有許多都屬於迴避型依戀。

尤其是其他兄弟姊妹很讓大人費心時，情況便會更加明顯，這類孩子會察覺眼前的狀況，並在當下選擇忍耐。

他們的問題多半較晚發生，而且大部分都會遲遲無法解決，也常在青春期時突然冒出問題，讓父母大感困惑，完全無法理解原本這麼懂事、什麼事都能自動自發做好的孩子怎麼會突然變了樣。其實，在發展到這個階段之前，孩子的問題都是以父母看不見的方式持續惡化。

幾乎所有的兒童問題都能靠父母與相關人士的應對改善

兒童問題的特徵在於，會隨著周遭應對方式的不同發生大幅度變化，這一點不論孩子本身有無發展障礙都一樣。

周遭對待孩子的方法可以讓問題惡化，也可以改善問題，這並非言過其實。解決之道是別看症狀與問題行為，而是以改善關係為目標，因此，父母也得重新審視自己，養育孩子遇到問題時就必須好好面對自己。

父母若無法接受孩子的特質，就容易對其採取指揮或責罵等否定態度，也常會情緒失控，對孩子發洩怒氣或敵意。

但周遭單方面的否定態度會讓孩子的安心感與自我肯定受到威脅，使其因自我保護而顯露出反抗態度，甚至變得具有攻擊性，或是學會當個雙面人，在大人看不到的地方使壞、說謊。

首先我們必須了解的是，若將本人的特質當成問題，愈是以斥責的方式想讓孩子改變，就只會讓狀況愈加惡化，反而製造出孩子的「障礙」。我們必須理解孩子的特質，避免用父母的基準來評斷，試著努力接受孩子的現狀，只要做到這一點，許多孩子就會有極大的改變，有時甚至令人懷疑之前的問題是不是幻覺。其實，在某種意義上，孩子的問題就是如此。父母或老師心中對孩子的敵意引發了他們的反抗心，將自己的特質轉化為症狀與問題行為。然而只要放下對孩子的敵意、努力接納他，需要對抗的敵人自然而然就會消失。

教師的理解與應對十分重要

孩子進入學童期後，教師的應對便非常重要。在臨床上，我也經常看到班級導師令孩子的狀態發生大幅度的變化。只要導師理解孩子，孩子的問題行為就會大幅減少，相反地，若教師只著眼於孩子的問題，以責罵的方式要求改正，孩子的狀況就會日漸惡化。

對於發展障礙的孩子，不適合使用強硬或逼迫的方式指導，依戀障礙的孩子更是如此，因為他們多半會賭氣不聽話。比起教學技巧，教師更重要的是學習如何成為學生的安全基地，但目前的社會尚未進步到能以這個角度協助教師完成工作。

教師本身若有依戀的問題，多半會苦於無法順利應對學生與其父母。在教育的第一線，除了兒童發展之外，若對依戀關係也能有正確的理解，進而提升應對的品質，不僅許多學生能受惠，教師也能脫離困境。

如何克服不利的處境

當然，即使在經濟上不富裕或是遭受過雙親虐待，還是有許多人順利育兒，與孩子培養出穩定的依戀關係，孩子也沒有任何情緒或行為問題。我們該怎麼做才能克服這些不利的狀況，避免影響下一個世代呢？

一份研究以生長環境不佳卻能與孩子培養出穩定依戀關係的母親為對象，發現這些母親具有高度的內省能力[13]，能夠客觀看待自己的經驗，也能站在對方的立場接受現狀，不會陷入怨恨或憤怒的情緒中。

不過，大多數的案例實際上恰恰相反。依戀關係不穩定的人內省能力較弱，難以區分自己的情緒與事實，因此一旦發生不如己意的事，就會被憤怒沖昏頭，無法冷靜對話。也因為這樣的特質，即使指出他們的問題建議改善，也只會引發反彈，很難真的發揮成效。

治療者與諮商師必須採取與父母有所共鳴的應對方式，建立彼此的信任。此外許多父母本身就有困難或未解決的問題，也必須針對這方面提供支援。事實上，臨床也經常會將時間與精力用在父母的諮商與支援上，有時反而比用在孩子身上更能改善孩子的狀態。

若要培養內省能力，最快的捷徑是與內省能力高的人接觸，參考對方的思考方式與接納事物的方法，慢慢歸為己用。觀察成功克服難題的案例，他們多半都曾找到能夠尊敬的對象，並持續一段時間與對方接觸。以教學的方式傳授內省能力與共鳴性並沒有任何用處，必須實際看到別人在發生問題時不責備對方，而是重新回顧自己、客觀評估狀況，或是經歷過有人對自己的心情感同身受，多次累積這種經驗之後，才能學會相同的行為。孩子不會聽父母的話，而會採取跟父母一樣的行動，同樣地，治療者與諮商師能做的，就是用行動表現出內省與共鳴，讓對方有所感覺。

改變自己身上發生的事

若一個孩子因為具有某種特質而被父母所愛，有時也會因為同一種特質而惹人討厭。在成長過程中因為自身特質而得到認同與愛，就能學會肯定自己與肯定別人。相反地，因為自身特質而遭受否定與疏離，就很難肯定自己，也難以信任別人。

成為父母之後對子女抱持的敵意，可能來自於自己年幼時遭受雙親敵意所留下的傷口。解決父母對子女的否定態度與敵意時，若只將父母的態度視為問題，往往無法順利解決，因為許多父母也是被自己的父母用同樣的方式對待，所以一直懷抱著尚未解決的心傷。

13 彼得．佛納基著，遠藤利彥、北山修監譯，《依戀理論與精神分析》第二章，誠信書房，二〇〇八，頁二一七。

想要解開這個束縛，父母就必須先回顧過去，以客觀的角度看待自己，包括自己與父母的關係。當他們能夠站在父母的立場重新檢視當時的狀況，才能接受自己身上發生過的事，從束縛中解放。

這雖然不是一件簡單的事，但非常有嘗試的價值。實際上，許多父母都因為孩子的問題而發現自己的問題，並在設法解決之後，對親子雙方產生很大的影響。他們共同的感想是，孩子的狀況讓自己面對了過去沒有好好處理的問題，也發現了很重要的事。當父母把孩子的問題當成自己的問題，他們也會發生極大的變化，親子都能獲得很大的成長。

結語

由於個人行程安排，我是在印度的旅館與移動時乘坐的巴士及列車中撰寫本書的初稿。

印度是個急速發展的國家，但基礎建設仍不完整，街頭到處都有乞丐，令人想起五十年前的日本。即便城市都如此，農村的貧窮更令人難以想像。

路上除了汽車，還有人力計程車、機動三輪車、牛隻與人類雜處。不論該定義成落後雜亂還是和平共存，這種混沌的景象對我們而言其實依舊是一種療癒。

儘管如此貧窮，根據當地人的說法，印度仍有九成以上的人結婚成家，即使是流落街頭以乞食為生的人，也會拚盡全力舉辦婚禮，祝賀彼此結伴。因此印度的遊民其實是和家人一起生活的，不論多麼嚴酷的環境，都有人可以一起忍耐。

就算生活貧困，多數印度人仍覺得自己是幸福的，詢問理由之後，當地人告訴我們「因為有家人」。印度人非常在乎與家人的關係，認為工作只排在第二或第三位，且自殺率也比日本低了許多。

不過，印度富裕階層與都市人的生活方式已經漸漸改變，核心家庭增加，有一部分的人開始以工作為優先。在現代化的同時，也出現了自殺問題。

有些開發中國家與地區過去很少出現發展障礙的案例，近年的盛行率卻與先進國家相同或更高——它們是否已經在先進國家走過的路上急起直追呢？

而這些被稱為先進國家的國度，因為持續不懈的努力與勤勉才得到了今日的繁榮，卻因而犧牲了重要的事物。這真的是不得已的嗎？即使稱不上幸福，也很少人會想放棄已經得到的便利性與舒適生活。人們希望的是在經濟富裕的下一步，能夠實現不需為了維持經濟而犧牲育兒、家庭關係與生活的社會。

過去日本也曾經發生過空氣與水質污染極為嚴重的慘況，然而，在建立不只重視利益、同時也注重社會責任的企業倫理及制度後，環境的改善令人刮目相看。希望今後不只是空氣與水質，養育孩子的環境也能朝著相同的方向前進。

不過，目前雖有令人擔憂的情況，卻還沒出現改善的徵兆。若只是等待社會改變，可能會空等到許多人的育兒與人生重要階段都已經結束，所以在社會開始改變前，必須先擬定保護自己的策略。

建立今日醫學教育基礎的威廉・奧斯勒醫師（Sir William Osler）說過，「該治療的不是症狀而是疾病」，真正的醫學不是輕易地去除症狀，而是處理症狀深層的原因。

醫生詩人奧利佛・溫德爾・霍姆斯（Oliver Wendell Holmes）也說過，「我們必須推定一個人是無罪的，直到能證明他的罪惡為止，藥物則應該被推定為有害」，勸戒醫師不要輕易使用藥物療法。

這兩位醫師所講述的精神，是支撐醫學教育基礎的思考，也是醫學原本該有的樣貌[1]。

然而，不僅是精神醫學，現今的臨床醫學比起解析根本原因與治療，多半更重視以效率為優先的症狀診斷與對症療法，持續輕率地開立不必要的抗生素、止痛藥與抗焦慮藥物。由此可以推斷，抗過動症藥物很可能也有過度開立的問題。

1 Ghaemi, S. N.,"Toward a Hippocratic psychopharmacology." Can J Psychiatry. 2008 Mar; 53(3): 189-96.

當眼前有令人困擾的症狀，又有能夠快速緩解的藥物時，想要抗拒藥物的誘惑，就必須具備放眼未來、不被眼前利益迷惑的明確觀點。相反地，就算現在非常困擾，若是醫師順從患者的意思開立處方藥，即使能夠暫時減輕症狀，也會讓患者離真正的康復愈來愈遠。我們必須對付的不是症狀，而是背後的問題並加以治療。

即使效果不像使用藥物這麼顯著，但確實內省並好好對待孩子，才是根治之道，當周遭的人因為發生問題而開始認真對待孩子，一定會有些新的收穫。請不要輕易依賴藥物治療，而是告訴自己這是面對本質性問題的寶貴機會，花費心力規劃與孩子的相處時間。解決問題真正需要的不是藥物，而是用愛、心力與時間對待孩子。

最後，我要對這三年間，以驚人的熱情與從不懈怠的付出，陪伴我完成本書的新潮社編輯部堀口晴正先生致上深深的敬意與感謝。

二〇二〇年一月

岡田尊司

成人過動症的真相

日本依戀障礙權威為你揭開過動症的真實面紗

ADHDの正体－その診断は正しいのか

作　　者 —— 岡田尊司
譯　　者 —— 劉淳
編　　輯 —— 林蔚儒
執 行 長 —— 陳蕙慧
行銷總監 —— 陳雅雯
行銷企劃 —— 尹子麟、余一霞、張宜倩
封面設計 —— 高小茲
排　　版 —— 簡單瑛設

社　　長 —— 郭重興
發行人兼出版總監 —— 曾大福
出 版 者 —— 遠足文化事業股份有限公司
地　　址 —— 231 新北市新店區民權路 108-2 號 9 樓
電　　話 —— (02)2218-1417
傳　　真 —— (02)2218-0727
郵撥帳號 —— 19504465
客服專線 —— 0800-221 029
客服信箱 —— service@bookrep.com.tw
網　　址 —— http://www.bookrep.com.tw
臉書專頁 —— https://www.facebook.com/WalkersCulturalNo.1
法律顧問 —— 華洋法律事務所　蘇文生律師
印　　製 —— 呈靖彩藝有限公司

定　　價 —— 新台幣 320 元

初版一刷　2021 年 6 月
Printed in Taiwan

國家圖書館出版品預行編目 (CIP) 資料

成人過動症的真相 : 日本依戀障礙權威為你揭開過動症的真實面紗 / 岡田尊司著 ; 劉淳譯 . -- 初版 . -- 新北市 : 遠足文化事業股份有限公司 , 2021.06
244 面 ; 14.8*21 公分
譯自 : ADHD の正体 - その診断は正しいのか

ISBN 978-986-508-103-4(平裝)

1. 注意力缺失　2. 過動症

415.9894　　110007806